JN285016

肥満解消編

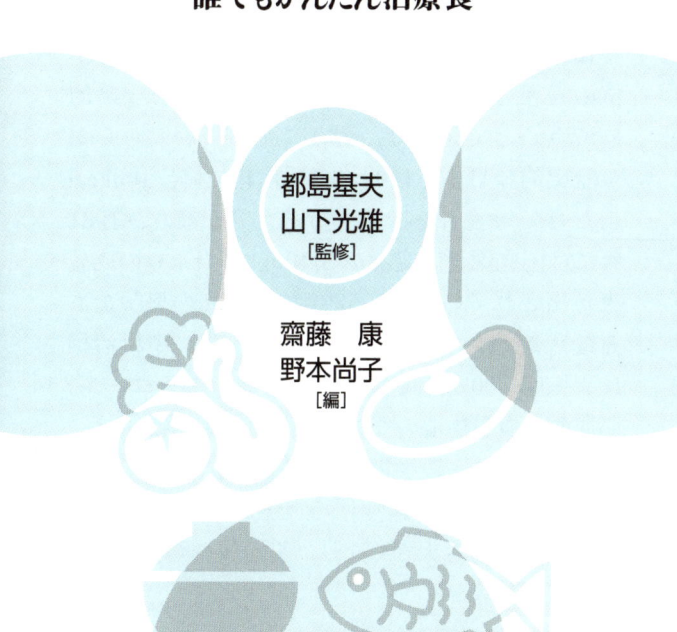

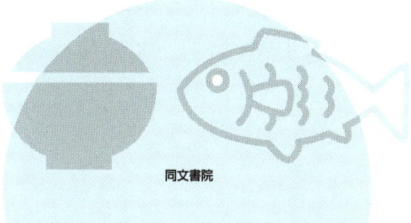

100kcal 食品・食事交換表
誰でもかんたん治療食

都島基夫
山下光雄
［監修］

齋藤　康
野本尚子
［編］

同文書院

この本の目的

都島　基夫

慶應義塾大学医学部・客員教授

　2006年の第28回日本臨床栄養学会（会長都島基夫）・第27回日本臨床栄養協会総会（会長山下光雄）・第4回大連合大会の開催に際し，副題に山下氏が提唱する「食のユニバーサルデザイン」を掲げた。現在の栄養指導の規範80kcal＝1単位の考え方は，終戦後の食糧事情を鑑み一時的に使うことで始まり，現在に至っている。しかし歴史的に日本では明治の近代化以降，100kcal当たりで栄養量を計算する考え方が続き，1931年には国立栄養研究所から100kcal当たりの成分表が出されている。1952年には，私の恩師である慶應義塾大学医学部の五島雄一郎，中村治雄によって100kcalでの食品中のコレステロール，脂肪酸含有量中心の交換表が出版された。

　一方，終戦から半世紀以上の時代を経て，食糧事情は「欠乏」から「飽食」へと大きく変化している。日本人の体格も大きくなり，養殖魚や鶏卵，果実

などの1匹あるいは1個当たりの熱量が増えている。こうした時代においても，80kcal＝1単位を維持することが適切かどうかについては，議論の余地は十分あるように思われる。また100kcalを基準とする考え方は，世界的に使用されており，PFC比の換算も容易なことから受け入れやすいものとなっている。確かに慣れ親しんだ80kcal＝1単位からの転換に対する戸惑いはあるだろうが，はじめて栄養教育を受ける一般の人には100kcal＝1単位式指導の評判はよいのも事実である。本書は，こうした現状を踏まえ企画されたものであり，今後の栄養学の分野に一石を投じることができれば幸いである。なお，肥満解消編に関して齊藤康（千葉大学学長），野本尚子（千葉大学附属病院栄養課），勝川史憲（慶應義塾大学スポーツ医学研究センター），橋詰豊（株式会社ミールケア）の各氏に編集協力を頂いた。

編集委員一覧

(五十音順)

〈氏 名〉　　　　　　　　　〈所 属〉

●医師

小熊祐子		慶應義塾大学スポーツ医学研究センター
勝川史憲		慶應義塾大学スポーツ医学研究センター
齋藤 康	◎	千葉大学学長
坂根直樹		京都医療センター臨床研究センター
白井厚治		東邦大学医療センター佐倉病院
都島基夫	○	慶應義塾大学医学部
武城英明		千葉大学医学部

●栄養士

有賀喜代子		東邦大学医療センター佐倉病院
赤尾 恵		千葉県済生会習志野病院
石井國男		前千葉県立衛生短期大学
一色保子		元愛媛大学附属病院
大澤繁男		鎌倉女子大学
奥 恵子		盛岡友愛病院
奥村万寿美		財団法人近江兄弟社ヴォーリズ記念病院
隱塚 恵		まつもと医療センター中信松本病院
菊地兆子		日本ゼネラルフード株式会社
紺野 進		千葉大学医学部附属病院
古畑 公		和洋女子大学
佐藤史子		盛岡友愛病院
鈴木和子		慶應義塾大学病院
武 敏子		鹿児島純心女子大学
武田純枝		東京家政大学
茅野文義		有限会社ヘルスサポート
津村光子		浜田病院
辻道壽一		(同) モット・ウイン
中村丁次		神奈川県立保健福祉大学
長﨑洋三		戸板女子短期大学
仲森隆子		名古屋女子大学
西方さおり		千住桜木病院
野路宏安		慶應義塾大学病院
野本尚子	◎	千葉大学医学部附属病院
橋詰 豊		株式会社ミールケア
村松芳多子		新潟県立大学
森本修三		東京医療保健大学
山下光雄	○	慶應義塾大学病院
山田正子		千葉県立保健医療大学
柳井一男		佐伯栄養専門学校
渡邊智子(資料提供)		千葉県立保健医療大学

◎編集委員　　○企画・編集委員

もくじ

この本の目的・・ ii
編集委員一覧・・ iv
もくじ・・・ v
食品索引・・ vii
本書の使い方・・・ xxi
交換表の見方・・ xxii

Ⅰ章　100kcal 基準食のすすめ ・・・・・・・ 1
1 食事の目的 ・・・・・・・・・・・・・・・・・・・・・・・・・・・・・・・ 2
2 栄養成分表示の二つの原則 ・・・・・・・・・・・・・・・ 2
3 100kcal は共通のものさし ・・・・・・・・・・・・・・ 4
4 誰でも理解できる栄養学 ・・・・・・・・・・・・・・・・・ 5
5 なぜ 100kcal なのか・・・・・・・・・・・・・・・・・・・・・ 5

Ⅱ章　お医者さんに聞いてみよう ・・・・・・・ 7
1 メタボリックシンドロームと肥満 ・・・・・・・・・ 8
2 肥満について ・・・・・・・・・・・・・・・・・・・・・・・・・ 10
3 肥満症の治療と予防 ・・・・・・・・・・・・・・・・・・・ 11
4 Q&A・・・・・・・・・・・・・・・・・・・・・・・・・・・・・・・・・・ 28

Ⅲ章　栄養士さんに聞いてみよう ・・・・・・ 31
1 上手にダイエットするには ・・・・・・・・・・・・・・ 32
2 治療食デザインのポイント ・・・・・・・・・・・・・・ 34
3 食事療法のすすめ方 ・・・・・・・・・・・・・・・・・・・ 37
4 食品選択と食品交換表のポイント ・・・・・・・・ 39
5 治療食の食事例 ・・・・・・・・・・・・・・・・・・・・・・・ 40
6 外食・ファストフード ・・・・・・・・・・・・・・・・・ 47
7 付録 ・・・・・・・・・・・・・・・・・・・・・・・・・・・・・・・・・ 49

Ⅳ章　100kcal 食品・食事交換表 ・・・・・・・・・ 51
100kcal 食品交換表【主食】・・・・・・・・・・・・・・ 53
100kcal 食品交換表【主菜】・・・・・・・・・・・・・・ 57
100kcal 食品交換表【副菜】・・・・・・・・・・・・・・ 71
100kcal 食品交換表【油脂類】・・・・・・・・・・・・ 85

もくじ

100kcal 食品交換表【アルコール】・・・・・・・・・・ 87
100kcal 食品交換表【菓子】・・・・・・・・・・・・・・・・ 88
外食・食事交換表（100kcal 栄養評価表）・・・・・ 90
ファストフード・食事交換表
　（100kcal 栄養評価表）・・・・・・・・・・・・・・・・・・ 100

付録　1）食事の GL（100kcal 当たり）・・・・ 107

付録　2）逆引き成分表（ベスト 50）・・・・・・ 113

水溶性食物繊維・・・・・・・・・・・・・・・・・・・・・・・・・・ 114
不溶性食物繊維・・・・・・・・・・・・・・・・・・・・・・・・・・ 115
n－3 脂肪酸・・・・・・・・・・・・・・・・・・・・・・・・・・・・・ 116
n－6 脂肪酸・・・・・・・・・・・・・・・・・・・・・・・・・・・・・ 117
マグネシウム・・・・・・・・・・・・・・・・・・・・・・・・・・・・ 118
カリウム・・・・・・・・・・・・・・・・・・・・・・・・・・・・・・・・ 119
鉄・・・・・・・・・・・・・・・・・・・・・・・・・・・・・・・・・・・・・・ 120
ビタミン E・・・・・・・・・・・・・・・・・・・・・・・・・・・・・・ 121
ビタミン B_1・・・・・・・・・・・・・・・・・・・・・・・・・・・・・ 122
ビタミン B_2・・・・・・・・・・・・・・・・・・・・・・・・・・・・・ 123
ビタミン B_6・・・・・・・・・・・・・・・・・・・・・・・・・・・・・ 124
ビタミン B_{12}・・・・・・・・・・・・・・・・・・・・・・・・・・・・ 125
ビタミン C・・・・・・・・・・・・・・・・・・・・・・・・・・・・・・ 126
カルシウム・・・・・・・・・・・・・・・・・・・・・・・・・・・・・・ 127
ビタミン A・・・・・・・・・・・・・・・・・・・・・・・・・・・・・・ 128

付録　3）食品別トランス脂肪酸含有量・・・・ 129

食品別トランス脂肪酸含有量
　（100g 当たり，100kcal 当たり）・・・・・・・・・ 130

索引・・・・・・・・・・・・・・・・・・・・・・・・・・・・・・・・・・・・・・・ 133

食品索引

アルファベット
Wサウザン野菜バーガー 101
Wチーズバーガー 102
Wテリヤキバーガー 102
Wモスチーズバーガー 101
Wモスバーガー 102

あ
アーティチョーク・生 76
アーモンド・フライ・味付け 86
あいがも・肉・皮つき・生 68
アイスクリーム・高脂肪 83
アイスクリーム・普通脂肪 83
アイスミルク 83
あいなめ・生 61
あかいか・生 64
あかがい・生 65
赤たまねぎ・生 75
赤ワイン 87
あこうだい・生 61
あこうだい焼魚 98
あさり・缶詰・水煮 65
あさり・つくだ煮 65
あさり・生 64
あしたば・生 73
あじ開き干し焼魚 97
あじフライ 98
あじ焼魚 98
アスパラ・生 77
アスパラ・缶詰・水煮 78
アセロラ・10%果汁入り飲料 80
アップルパイ 88
厚焼きたまご 70
あなご・生 60
油揚げ 69
アボカド・生 80
あまえび・生 65
甘がき・生 79
あまだい・生 61
甘納豆・あずき 89
甘納豆・いんげんまめ 89
あゆ・天然・生 61
あゆ・天然・焼き 60
あゆ・養殖・生 60
あゆ・養殖・焼き 59
アルファ化米 54
あわ・精白粒 55
あわび・生 65
あん入り生八つ橋 89
あんこう・きも・生 64
あんこう・生 62
あんず・乾 82
あんずジャム・高糖度 82
あんずジャム・低糖度 82
あんパン 53

い
イーストドーナッツ 88
いいだこ・生 64
いか・缶詰・味付け 65
いか塩辛 65
イクラ 64
いさき・生 60
いしだい・生 60
いせえび・生 65
板こんにゃく・精粉 56
板こんにゃく・生いも 55
いちごアイス 104
いちごジャム・高糖度 82
いちごジャム・低糖度 82
いちご・生 80
いちじく・乾 81
いちじく・生 79
糸引き納豆 70
糸みつば・生 73
いとよりだい・生 61
いぼだい・生 60
今川焼 89
いもかりんとう 88
いよかん・砂じょう・生 80
いわし・缶詰・油漬 62
いわし・缶詰・かば焼 63
いわし焼魚 97
いわな・養殖・生 61
イングリッシュマフィン 54

う
- ウイスキー 87
- ウエハース 88
- ウオッカ 87
- うこっけい卵・全卵・生 70
- うずら卵・全卵・生 70
- うずら卵・缶詰・水煮 70
- うど・生 76
- うど・水さらし 75
- うどん 具が少ない 93
- うどん 主菜の具が多い 93
- うどんセットメニュー 91
- うどん・生 55
- うどん 副菜の具が多い 93
- うどん・ゆで 54
- うなぎ・かば焼 62
- うなぎ・白焼き 59
- うなぎ・養殖・生 59
- うな丼・うな重 91
- うな丼セット 91
- うに・粒うに 65
- 梅酒 87
- 梅干し・塩漬 95
- 梅干し・調味漬 78
- 温州みかん薄皮とも・早生・生 79
- 温州みかん薄皮なし・早生・生 79
- 温州みかん・果粒入りジュース 80
- 温州みかん・缶詰・果肉 81
- 温州みかん・ストレートジュース 81
- 温州みかん・濃縮還元ジュース 81

え
- 衛生ボーロ 89
- えい・生 62
- エシャロット・生 75
- えだまめ・生 77
- えだまめ・冷凍 77
- エダムチーズ 83
- えび・さわらフライ 96
- エビチリ 98
- エビチリツイスター 103
- エビチリライスセット 91
- えび天 97
- えびフィレオ 101
- えびフライ 98
- えびフライ定食 90
- エメンタールチーズ 83

お
- オイルスプレークラッカー 88
- オートミール 55
- おかひじき・生 74
- 沖縄そば・ゆで 54
- 沖縄豆腐 69
- オクラ・生 73
- おこし 89
- お吸い物（うなぎきも, 麩, みつば）99
- お吸い物（豆腐, みつば, ねぎ）99
- お吸い物（わかめ, 麩）99
- オニオングラタンスープ 104
- オニオンフライ 103
- オニオンリング 104
- おにぎり 53
- お浸し（ほうれんそう）95
- お浸し（もやし）95
- オムライス 92
- おもゆ・精白米 53
- 親子丼 91
- オリーブピクルス・グリーン 82
- オリーブピクルス・スタッフド 82
- オリーブピクルス・ライプ 82
- オリーブ油 85
- オリジナルチキン 103
- オリジナルツイスター 103
- オレンジママレード・高糖度 82
- オレンジママレード・低糖度 82

か
- カーネルクリスピー 103
- かいわれだいこん・生 74
- かき・缶詰・くん製油漬 65
- かきフライ 97
- かき・養殖・生 64
- 加工乳・低脂肪 84
- 加工乳・濃厚 83

食品索引

かさご・生 62
カシューナッツ・フライ・味付け 86
カスタードプディング 88
カステラ 88
かずのこ・塩蔵・水戻し 64
かたくちいわし・生 59
かつお・秋獲り・生 60
かつお・缶詰・油漬フレーク 62
かつお・春獲り・生 62
かつカレーライス 92
かつ丼・うどんセット 90
かつ丼・かつ重 91
かつ煮 97
カッテージチーズ 83
加糖練乳 84
かにピラフ 92
かに風味かまぼこ 63
かぶ・塩漬・葉 75
かぶ・ぬか味噌漬 96
かぶ・ぬか味噌漬・根・皮つき 78
かぶ・ぬか味噌漬・葉 75
かぶ根・皮むき・生 75
かぶ葉・生 74
かぼちゃ・いり・味付け 86
かます・生 60
カマンベールチーズ 83
鴨南蛮うどん 93
唐揚げ 97
唐揚げ定食 90
からしな・生 74
からしめんたいこ 64
からふとししゃも・生干し・生 62
からふとます・塩ます 63
からふとます・生 60
カリフラワー・生 77
かりんとう・黒 88
カレーチャーハン 92
カレーライス 92
かわらせんべい 89
乾燥マッシュポテト 56
かんぱち・生 61
かんぴょう・乾 79

がんもどき 69

き

キウイフルーツ・生 80
きくいも・生 56
菊のり 79
きす・生 62
きすフライ 98
黄にら 77
絹ごし豆腐 70
きのこ釜飯 92
きはだまぐろ・生 62
きび・精白粒 55
キャビア・塩蔵品 64
きゃべつ・生 76
キャラメル 88
牛・缶詰・味付け 69
牛・肝臓・生(レバー) 68
牛脂 85
牛・舌・生(タン) 68
牛・小腸・生(ホソ) 68
牛・心臓・生(ハツ) 68
牛・第一胃・ゆで(ミノ) 68
牛・大腸・生(テッチャン) 68
牛・第二胃・ゆで(ハチノス) 68
牛・第三胃・生(センマイ) 68
牛・第四胃・ゆで(ギアラ) 68
牛・直腸・生(テッポウ) 68
牛丼(並) 100
牛ひき肉・生 66
きゅうり・塩漬 77
きゅうり・しょうゆ漬 78
きゅうり・生 76
きゅうり・ぬか味噌漬 77, 96
きゅうり・ピクルス・スイート型 78
きょうな・塩漬 75
きょうな・生 73
強力粉・1等 55
強力粉・全粒粉 55
魚肉ソーセージ 63
魚肉ハム 63
切干しだいこん 79
切りみつば・生 73

キングクリップ・生 62
ぎんざけ・養殖・生 59
ぎんざけ・養殖・焼き 59
ぎんだら・生 59
ぎんだら焼魚 96
きんときにんじん・皮むき・生 73
きんめだい・生 60

く
クォーターパウンダー・チーズ 100
茎にんにく・73
くし団子・あん 89
くし団子・しょうゆ 89
くじら・さらしくじら 69
くじら・肉・赤肉・生 69
くずきり・乾 56
くずきり・ゆで 56
クリーム・植物性脂肪 82
クリームチーズ 83
クリーム・乳脂肪 82
クリーム・乳脂肪・植物性脂肪 82
クリームパン 53
グリーンサラダ 103
グリーンボール・生 76
くりまんじゅう 89
グリンピース・生 77
グリンピース・冷凍 77
くるまえび・養殖・生 65
くるみ・いり 86
グレープフルーツ・50%果汁入り飲料 81
グレープフルーツ薄皮なし・生・紅肉種 80
グレープフルーツ薄皮なし・生・白肉種 80
グレープフルーツ・缶詰 81
グレープフルーツ・ストレートジュース 81
グレープフルーツ・濃縮還元ジュース 82
クレソン・茎葉・生 74
くろだい・生 60
黒ビール 87
くろまぐろ・赤身・生 61
くろまぐろ・脂身・生 59
クロワッサン 53
くわい・生 75

け
ケーキドーナッツ 88
毛がに・ゆで 65
げっぺい 88
玄米 54
玄米フレークシェイク抹茶小豆 103

こ
こい・養殖・生 60
こういか・生 65
高野豆腐 70
ゴーダチーズ 83
コーヒーゼリー 89
コーヒーホワイトナー・液状・植物性脂肪 82
コーヒーホワイトナー・液状・乳脂肪・植物性脂肪 83
コーヒーホワイトナー・液状・乳脂肪 83
コールスロー S 104
コーンサラダ S 105
コーンスープ 103
コーンスナック 88
コーンフレーク 54
コカコーラ (M) 101
ココナッツウォーター 81
ココナッツパウダー 86
ココナッツミルク 82
こごみ・若芽・生 74
コスレタス・生 77
コッペパン 54
こねぎ・生 73
このしろ・生 60
ごはん 91
ごはん（セットにつく）91
五分かゆ・精白米 53
ごぼう・生 75
ごま油 85

食品索引

ごま・いり 86
こまつな・生 74
小麦粉あられ 88
米ぬか油 86
五目釜飯 92
五目重 93
五目焼きそば 94
子持ちがれい・生 60
ごれんし・生 (スターフルーツ) 80
コロッケ 98
混合ソーセージ 69
コンビーフ・缶詰 69

さ
ザーサイ・漬物 77
サーモンサンド 104
サイドサラダ 101
サウザンアイランドドレッシング 86
サウザン野菜バーガー 102
魚フライ定食 90
さくらえび・素干し 65
さくらえび・煮干し 65
さくらんぼ・缶詰 81
さくらんぼ・国産・生 80
さくらんぼ・米国産・生 80
さけフライ 98
さざえ・生 65
刺身 98
刺身定食 91
さつま揚げ 63
さつまいも・生 56
さつまいも・蒸し切干 56
さつまいも・焼き 56
さといも・生 56
さといも・冷凍 56
サニーレタス・生 77
さば・缶詰・水煮 63
さば・缶詰・味噌煮 63
さば定食 90
さば煮 97
さば・開き干し 62
さば文化干し焼魚 97
さば焼魚 96

サフラワー油・高オレイン酸精製油 85
サフラワー油・高リノール酸精製油 85
サブレ 88
さやいんげん・若ざや・生 76
さやえんどう・若ざや・生 76
さより・生 61
サラダ (かぼちゃ, にんじん, ブロッコリー) 95
サラダ (きゃべつ, にんじん, レタス) 94
サラダ (ごぼう, にんじん, れんこん) 94
サラダ (チーズ) 94
サラダな・生 74
サラダマリネマフィン 100
ざるそば (天ざる) 93
さわら・生 60
さわら・焼き 60
サンデーストロベリー 101
サンデーチョコレート 101
さんとうさい・生 74
さんま・缶詰・味付け 62
さんま・生 59
さんま・開き干し 62
さんま開き干し焼魚 97
さんま・焼き 59
さんま焼魚 97
さんま焼魚定食 90

し
シイクワシャー・10%果汁入り飲料 81
シーフードピラフ 92
しいら・生 61
塩押しだいこん漬 96
塩ざけ焼魚 98
塩さば 62
塩だら 63
ししとうがらし・生 76
しじみ・生 64
しそ・葉・生 73

しそ・実・生 73
したびらめ・生 61
しなちく・塩抜き 78
じねんじょ・生 56
しめさば 62
じゃがいも・生 56
しゃこ・ゆで 64
ジャムパン 53
シャーベット 84
シュークリーム 88
ジューシーチキン赤とうがらし 100
充てん豆腐 70
熟成たまり醤油チキン 103
しゅんぎく・生 74
じゅんさい・びん詰・水煮 79
しょうが・甘酢漬 78
しょうが・酢漬 77, 95
しょうが・生 76
しょうが焼き（牛）96
しょうが焼き定食 90
しょうが焼き（豚）96
紹興酒 87
しょうちゅう・乙類 87
しょうちゅう・甲類 87
上ちらし 92
ショートケーキ 88
ショートニング 85
食パン 54
ショルダーハム 69
ショルダーベーコン 69
しらうお・生 61
しらこ 64
しらす和え 95
しらす干し・半乾燥品 63
しらたき 56
シルバー・生 60
しろうり・塩漬 77
しろうり・奈良漬 78
しろさけ・塩ざけ 63
白ワイン 87
ジン 87

す

スイートコーンカーネル・冷凍 76
スイートコーン・缶詰・クリームスタイル 78
スイートコーン・缶詰・ホールカーネルスタイル 78
スイートコーン・生 77
スイートコーン・ホール・冷凍 76
すいか・いり・味付け 86
すいか・生・赤肉種 80
スープ 99
すぐき漬 78
すけとうだら・生 62
すじこ 64
すずき・生 60
すだち・果皮・生 80
ズッキーニ・果実・生 77
スティックチキン 102
スナップえんどう・若ざや・生 76
スパイシーモスバーガー 102
スパゲティ ナポリタン 94
スパゲティ ボンゴレ 94
スパゲティ ミートソース 94
酢豚 98
渋抜きがき・生 79
スポンジケーキ 88
酢飯 91
するめいか・生 64
ずわいがに・缶詰・水煮 65
ずわいがに・ゆで 64

せ

成形ポテトチップス 88
清酒・吟醸酒 87
清酒・純米吟醸酒 87
清酒・純米酒 87
清酒・上撰 87
清酒・本醸造酒 87
生乳・ジャージー種 82
生乳・ホルスタイン種 82
精白米 54
西洋かぼちゃ・生 73
西洋かぼちゃ・冷凍 73

食品索引

西洋なし・缶詰 81
西洋なし・生 79
赤飯 53
セットのカレーライス 92
セミドライソーセージ 69
せり・生 74
セロリー・葉柄・生 76
全かゆ・精白米 53
全粉乳 83
ぜんまい・生 76
ぜんまい・ゆで 77
全卵・生 70
全卵・ポーチドエッグ 70

そ
そうめんかぼちゃ・生 75
そうめん・ひやむぎ・乾 55
そうめん・ひやむぎ・ゆで 54
ソース焼きそば 94
ソーセージエッグマフィン 100
ソーダクラッカー 88
即席中華めん・油揚げ 54
即席中華めん・油揚げ味付け 55
即席中華めん・非油揚げ 55
そば粉・中層粉 55
そば・ごはん定食 90
そば・生 55
そば・ゆで 54
ソフトクリーム 83
ソフトタイプマーガリン 86
ソフトビスケット 88
そらまめ・生 77

た
タアサイ・生 74
だいこん・たくあん漬 96
だいこん・ぬか味噌漬 77, 96
だいこん根・皮むき・生 75
だいこん葉・生 73
だいこん・福神漬 78
だいこん・べったら漬 78
だいこん・味噌漬 77
だいこん・守口漬 78
たいさい・塩漬 75

たいさい・生 73
大正えび・生 65
大豆油 85
だいずもやし・生 77
たいせいようあじ・生 60
たいせいようさけ・養殖・生 59
たいせいようさけ・養殖・焼き 59
たいせいようさば・生 59
大福もち 89
たかな漬 74
たかな・生 73
たけのこ御飯むすび 104
たけのこ・生 77
たけのこ・缶詰・水煮 79
たけのこ・ゆで 77
だし巻きたまご 70
たちうお・生 59
脱脂乳 84
脱脂粉乳 84
だて巻 64
ダブルクォーターパウンダー・チーズ 100
ダブルチーズバーガー 100
たまご豆腐 70
卵丼 91
たまごのタルト 105
卵焼き 95
たまねぎ・生 75
たまねぎ・水さらし 75
たらこ・生 64
たらのめ・生 77
たらばがに・缶詰・水煮 65
たらばがに・ゆで 65
タルト 88
淡色ビール 87

ち
チーズスプレッド 83
チーズバーガー 100
チェダーチーズ 83
チキンかつ 97
チキンナゲット 102
チキンフィレオ 100

xiii

チキンフィレサンド 104
チキンフィレサンドライト 103
チキンマックナゲット 101
チコリー・生 75
茶碗蒸 95
チャーハン 92
チャーハン・ラーメンセット 91
中華スタイル即席カップめん・油揚げ 54
中華スタイル即席カップめん・非油揚げ 55
中華そば 具が少ない 94
中華そば 主菜の具が多い 94
中華そば 副菜の具が多い 94
中華丼 91
中華めん・生 55
中華めん・ゆで 54
中力粉・1等 55
調合油 85
調製粉乳 83
ちょうせんはまぐり・生 64
チョココロネ 53
チンゲンサイ・生 76

つ
つまみな・生 74
つみれ 64
つるむらさき・生 73

て
鉄火丼 93
鉄火巻き 93
デニッシュペストリー 53
手延そうめん手延ひやむぎ・乾 55
テリヤキチキンバーガー 102
テリヤキバーガー 102
てりやきマックバーガー 100
天ざるそば 90
天丼セット 91
天丼・天重 91
でんぶ 63
天ぷらうどん 93
天ぷらそば 93
天ぷら定食 91

でんぷん・くず 56
でんぷん・じゃがいも 56

と
とうがらし・果実・生 74
とうがん・生 75
トウミョウ・生 74
とうもろこし油 85
十勝産コーン入りポタージュ 104
とびうお・生 61
トマト・缶詰ジュース・食塩添加品 78
トマト・缶詰ジュース・食塩無添加 79
トマト・缶詰・ホール・食塩添加品 78
トマト・缶詰・ホール・食塩無添加 79
トマト・缶詰ミックスジュース・食塩添加品 78
トマト・缶詰ミックスジュース・食塩無添加 79
トマト・生 75
トマトのクリーミーポタージュ 104
ドライソーセージ 69
どら焼 89
ドリアン・生 80
とりがい・斧足・生 65
鶏・皮もも・生 68
鶏・肝臓・生（レバー）68
鶏・軟骨・生 68
鶏ひき肉・生 67
とろろ 95
とろろ＋まぐろ 98
豚汁 98

な
ながいも・生 56
ナゲット5個 104
なす・からし漬 78
なす・塩漬 78
なす・しば漬 77
なす・生 76

食品索引

なす・ぬか味噌漬 78, 96
なたね油 86
なつめ・乾 82
なばな洋種・生 74
なばな和種・生 74
鍋焼きうどん 93
生揚げ 69
生うに 64
なまこ・このわた 65
生ソーセージ 69
生ハム・促成 69
生ハム・長期熟成 69
なまり節 63
なると 63
ナン 54

に
にぎりずし 92
肉天 97
肉野菜炒め定食類 90
肉野菜炒め（豚）96
にじます・淡水養殖・生 60
にしん・生 59
日本かぼちゃ・生 73
日本そば 具が多い 93
日本そば 具が少ない 93
日本なし・生 79
煮物（切干しだいこん）95
煮物（ごぼう, にんじん, れんこん）95
煮物（しいたけ）95
煮物（ひじき）95
煮物（かぼちゃ）95
煮物（さといも, しいたけ, たけのこ, にんじん）95
煮物（豆腐）95
乳飲料コーヒー 83
乳牛かたロース・皮下脂肪なし・生 66
乳牛サーロイン・赤肉・生 67
乳牛サーロイン・皮下脂肪なし・生 66
乳牛ばら・脂身つき・生 66
乳牛ヒレ・赤肉・生 67
乳牛もも・皮下脂肪なし・生 67
乳牛リブロース・皮下脂肪なし・生 66
乳酸菌飲料・殺菌乳製品 84
乳酸菌飲料・乳製品 84
乳酸菌飲料・非乳製品 84
にら・生 74
にんじん・皮むき・生 73
にんじんジュース・缶詰 75
にんじん・冷凍 73
にんにく・生 76

ね
ねぎとろ丼 92
ねぎとろ 92
根深ねぎ・生 75
根みつば・生 73
練りうに 65
練りようかん 89

の
のざわな・塩漬 75
のざわな・調味漬 75
のざわな・生 73
のり巻 93

は
ハードビスケット 88
バーベキューソース 103
パーム核油 86
パーム油 86
はいが精米 54
焙煎ごまドレッシング 101
パイナップル・缶詰 81
パイナップル・生 79
パイナップル・濃縮還元ジュース 81
ばかがい・生 64
はくさい・キムチ 78
はくさい・塩漬 77, 95
はくさい・生 76
薄力粉・1等 55
葉しょうが・生 76
バジル・生 74

パセリ・生 74
バターピーナッツ 86
葉だいこん・生 74
はたはた・生 60
はたはた・生干し 62
はつかだいこん・生 76
発酵バター 86
はっさく薄皮なし・生 80
ハッシュポテト 101
発泡酒 87
バナナ・生 79
花にら 73
ハニーメイプル 105
葉ねぎ・生 73
パパイヤ・完熟・生 80
ババロア 88
はまぐり・つくだ煮 65
はまぐり・生 64
はも・生 60
はやとうり・生・白色種 75
はるさめ・普通・乾 56
はるさめ・りょくとう・乾 56
パルメザンチーズ 83
バレンシアオレンジ薄皮なし・生（福原オレンジ以外）80
バレンシアオレンジ・ストレートジュース 81
バレンシアオレンジ・濃縮還元ジュース 81
ハンバーガー 101
ハンバーグ（合挽）97
ハンバーグ定食 90
はんぺん 63

ひ

ピーナッツバター 86
ビーフシチュー 96
ビーフン 55
ピーマン・青・生 76
ピーマン・赤・生 73
ピーマン・黄・生 75
ピーマン肉炒め（豚）96
ひえ・精白粒 55

挽きわり納豆 70
ピザクラスト 55
ピスタチオ・いり・味付け 86
ビッグマック 100
ひまわり・フライ・味付け 86
ひまわり油・高オレイン酸精製油 85
ひまわり油・高リノール酸精製油 85
ひまわり油・ミッドオレイン酸精製油 85
冷奴 94
ひゅうがなつ薄皮なし・生 80
ひらまさ・生 60
ひらめ・天然・生 61
ひらめ・養殖・生 61
ひれかつ（牛）98
ひれかつ（豚）98
さんとうさい・塩漬 75
ひろしまな・塩漬 75
びわ・生 79
びんながまぐろ・生 61

ふ

ファットスプレッド（マーガリン類；重量比油脂80％未満）86
フィッシュバーガー 101
フィレオフィッシュ 100
フォアグラ・ゆで 68
ふかひれ 64
ふき・生 75
ふきのとう・生 76
福神漬 96
ふぐ類・まふぐ・生 61
豚かた・脂身つき・生 67
豚かた・皮下脂肪なし・生 67
豚かたロース・脂身つき・生 67
豚かたロース・皮下脂肪なし・生 67
豚・肝臓・生（レバー）68
豚・舌・生（タン）68
豚・小腸・ゆで（ホソ・シロ）68
豚・心臓・生（ハツ）68
豚そともも・脂身つき・生 67

食品索引

豚・大腸・ゆで（シロ）68
豚・豚足・ゆで 68
豚ばら・脂身つき・生 67
豚ひき肉・生 67
豚ヒレ・赤肉・生 67
豚もも・赤肉・生 67
豚もも・皮下脂肪なし・生 67
豚ロース・赤肉・生 67
豚ロース・脂身つき・生 67
豚ロース・皮下脂肪なし・生 67
プチパンケーキ 101
普通牛乳 82
ぶどうジャム 82
ぶどう・ストレートジュース 81
ぶどう・生 79
ぶどう・濃縮還元ジュース 81
ぶどうパン 54
フライドポテト 55
フライドポテトS 104
ブラックタイガー・養殖・生 65
ブラックマッペ・もやし・生 77
フランクフルトソーセージ 69
フランスパン 54
ブランデー 87
ぶり・成魚・生 59
ぶり・はまち・養殖・生 59
ブルーチーズ 83
フルーツロールケーキ 104
ブルーベリージャム 82
ブルーベリー・生 79
プルーン・乾 81
プレーンドッグ 102
プレスハム 69
プレミックス粉・ホットケーキ用 55
フレンチドレッシング 86
フレンチフライポテトS 103
フローズンケーキレアチーズ 103
フローズンパフェ抹茶 104
プロセスチーズ 83
ブロッコリー・生 74
ぶんたん薄皮なし・生 80

へ

米菓・甘辛せんべい 89
米菓・あられ 89
べいなす・生 76
ベーコン 69
ベーコンピラフ 92
ベーコンレタスバーガー 100
ヘーゼルナッツ・フライ・味付け 86
ベジチキラップ 103
べにざけ・くん製 63
べにざけ・生 61
べにざけ・焼き 61
ベルギーショコラアイス 104

ほ

ホイップクリーム・植物性脂肪 83
ホイップクリーム・乳脂肪 83
ホイップクリーム・乳脂肪・植物性脂肪 83
ほうぼう・生 60
ほうれんそう・生・年間平均値 74
ほうれんそう・冷凍 74
ポークウインナー 69
ホキ・生 61
干しうどん・乾 55
干しうどん・ゆで 54
干しえび 65
干しがき 81
干しかれい 63
干しひじき・乾 79
干しそば・乾 55
干しそば・ゆで 54
干しだいこん漬 78
干し中華めん・ゆで 54
干しぶどう 81
ほたてがい・貝柱・生 65
ほたるいか・ゆで 64
ほっきがい・生 64
ほっけ・開き干し 63
ホットケーキ 88
ポテトサラダ 94
ポテトチップス 88

xvii

骨付ハム 69
ボロニアソーセージ 69
ホワイトチョコレート 88
本みりん 87
ボンレスチキン 103
ボンレスハム 69

ま
まあじ・生 61
まあじ・開き干し・生 63
まあじ・開き干し・焼き 63
まあじ・焼き 61
マーボ豆腐 97
マーボ豆腐定食 90
まいたけとポテトのグラタン 104
まいわし・生 59
まかじき・生 61
マカダミアナッツ・いり・味付け 86
まがれい・生 61
まがれい・焼き 61
マカロニグラタン 92
マカロニサラダ 94
マカロニ・スパゲッティ・乾 55
マカロニ・スパゲッティ・ゆで 54
幕の内お重 91
まぐろ・缶詰・水煮フレーク・ホワイト 63
まぐろ・缶詰・水煮フレーク・ライト 63
まぐろ・缶詰・油漬フレーク・ホワイト 62
まぐろ・缶詰・油漬フレーク・ライト 62
まぐろ丼 93
まくわうり・生・黄肉種（プリンスメロン）80
まさば・生 60
まさば・水煮 59
まさば・焼き 59
マジェランあいなめ生・メロ・ぎんむつ 59
マシュマロ 89
まだい・天然・生 60
まだい・養殖・生 60
まだい・養殖・焼き 59
まだこ・生 64
まだこ・ゆで 64
まだら・生 62
まだら・焼き 62
まつ・いり 86
マックグリルドソーセージ＆エッグ・チーズ 100
マックシェイクバニラ（S）101
マックフライポテト（S）101
マックフルーリーオレオ®クッキー 101
マックホットドッククラシック 100
マトン・もも・脂身つき・生 68
マトン・ロース・脂身つき・生 68
まながつお・生 59
マヨネーズ・全卵型 86
マヨネーズ・卵黄型 86
マリネ（さわら，たこ）97
マンゴー・生 79

み
身欠きにしん 62
味噌汁（あさり，ねぎ）99
味噌汁（油揚げ，だいこん）99
味噌汁（しじみ）99
味噌汁（じゃがいも，ねぎ）99
味噌汁（豆腐，油揚げ，ねぎ）99
味噌汁（豆腐，わかめ）99
味噌汁（ねぎ）99
味噌汁（わかめ）99
味噌汁（わかめ，ねぎ）99
味噌汁（豆腐）99
味噌ラーメン 94
ミックスピザ 93
ミックスフライ 98
ミックスフライ定食 90
みなみまぐろ・赤身・生 62
みなみまぐろ・脂身・生 59
ミニキャロット・生 73
ミニトマト・生 73
みょうが・生 76

みるがい・水管・生 65
ミルクチョコレート 88

む
無塩バター 85
蒸しかまぼこ 63
蒸し中華めん 54
むつ・生 59
無糖練乳 83
むろあじ・くさや 63
むろあじ・開き干し・生 63

め
めかじき・生 60
めきゃべつ・生 74
めごち・生 62
めざし・生 62
めざし・焼き 63
めし・玄米 53
めし・精白米 53
めじな・生 60
めし・はいが精米 53
めじまぐろ・生 61
めばちまぐろ・生 61
めばる・生 61
めばる焼魚 98
メルルーサ・生 61
メロン・温室・生 80
綿実油 85

も
もも・缶詰・果肉・白肉種 81
モスシェイク（バニラ）S 103
モスチーズバーガー 102
モスチキン 102
モスバーガー 102
モスライスバーガー海鮮かきあげ（塩だれ）102
モスライスバーガーきんぴら 102
もち 53
木綿豆腐 70
もも・缶詰・果肉・黄肉種 81
もも・生 80
モロヘイヤ・生 74

や
焼きおにぎり 53
焼きそば・油揚げ 54
焼きたてアップルパイ 1 個 104
焼き竹輪 63
焼き豆腐 69
焼き鳥・缶詰 69
焼き抜きかまぼこ 63
焼き豚 69
薬味酒 87
野菜炒め 96
野菜炒め（なす）94
野菜生活 100 101
やつがしら・生 56
やまうど・生 76
やまごぼう・味噌漬 78
やまといも・生 56
やまめ・養殖・生 60
やりいか・生 64
ヤングコーン・生 76

ゆ
有塩バター 85
ゆず・果汁・生 82
輸入牛かたロース・皮下脂肪なし・生 66
輸入牛サーロイン・赤肉・生 67
輸入牛サーロイン・皮下脂肪なし・生 66
輸入牛ばら・脂身つき・生 66
輸入牛ヒレ・赤肉・生 67
輸入牛もも・赤肉・生 67
輸入牛リブロース・皮下脂肪なし・生 66
ゆば・生 70
ゆりね・生 75

よ
洋風幕の内弁当 92
ヨーグルト・全脂無糖 83
ヨーグルト・脱脂加糖 84
ヨーグルト・ドリンクタイプ 84
よもぎ・生 74

ら

ラード 85
ラー油 85
ライチー・生 80
ライ麦パン 54
ラクトアイス・低脂肪 84
ラクトアイス・普通脂肪 83
らっかせい・いり・大粒種 86
らっかせい・いり・小粒種 86
らっきょう・甘酢漬 78
ラム酒 87
ラム・ロース・脂身つき・生 68
卵黄・生 70
卵白・生 70

り

リーフレタス・生 73
りょくとうもやし・生 77
リングビスケット 104
りんご・50%果汁入り飲料 80
りんご・缶詰 81
りんごジャム 82
りんご・ストレートジュース 81
りんご・生 79
りんご・濃縮還元ジュース 81

れ

レタス・生 76
レッドきゃべつ・生 76
レッドホットチキン 103
レバー野菜炒め（豚）97
レバー野菜炒め定食 90
レモン・全果・生 80
れんこん・生 75
れんこん・ゆで 75

ろ

ロースかつ（牛）96
ロースかつ（豚）97
ロースかつ定食 90
ロースカツバーガー 102
ローストビーフ 69
ロースハム 69
ロース焼き（豚）96
ロールパン 53
ロゼワイン 87

わ

わかさぎ・生 61
若鶏肉・ささ身・生 68
若鶏肉・手羽・皮つき・生 67
若鶏肉・むね・皮つき・生 67
若鶏肉・むね・皮なし・生 68
若鶏肉・もも・皮つき・生 67
若鶏肉・もも・皮なし・生 67
和牛かたロース・皮下脂肪なし・生 66
和牛サーロイン・赤肉・生 66
和牛サーロイン・脂身つき・生 66
和牛サーロイン・皮下脂肪なし・生 66
和牛ばら・脂身つき・生 66
和牛ヒレ・赤肉・生 66
和牛もも・皮下脂肪なし・生 67
和牛リブロース・皮下脂肪なし・生 66
わけぎ・生 73
わさび漬 78
わさび・生 76
和風スタイル即席カップめん・油揚げ 54
和風スパゲティ 94
和風ドレッシング 102
わらび・生・ゆで 77

本書の使い方

　本書では，医師から食事量として指示された1日の摂取熱量に対し，主食，主菜，副菜，そして油でどの位摂取したらよいか誰でも簡単に理解できるよう工夫してあります。

1. 医師から指示された食事量（1日の摂取熱量）を，主食，主菜，副菜，油に分け，摂取量の目安を熱量から考えたものです。
2. からだと食品の共通した100kcalの「ものさし」を作り，あとは自分の好みで食品を選択し，朝，昼，夕食に配分すれば，簡単に適正な食事がデザインできます。
3. 食事では熱量を第一優先とし，たんぱく質，脂質，食塩など優先順位をつけて考えます（炭水化物＝摂取熱量－(たんぱく質熱量＋脂質熱量)となります）。Ⅲ章で指示栄養量に合わせた食事の組み立て方を具体的に説明しています。例題だけでなく，毎日の食事で実践することが大切ですので，このⅢ章をよく読んでいただき，食品の組み合わせ方法を理解してください。
4. Ⅳ章では100kcal食品・食事交換表として約800種類の食品，約250の外食料理を掲載しています。自分で食事を作る場合には，食事ごとに振り分けた熱量を目標に食品選択して主食・調理用油・主菜・副菜それぞれの必要重量が確認できます。外食については，店舗ごとに使用食材量および総重量が異なるため，掲載した熱量と一致しませんが，どのような料理に熱量が多いか，また，三大栄養素のバランスについても確認することができます。三大栄養素のバランスについては，今までの認識と異なる場合があります。楽しみに表を見比べてください。
5. 付録1) では，低GI (Glycemic Index, グリセミック指数) の食品選択を希望する方のために参考として掲載しています。なお，本書ではGIだけでなく，GL (Glycemic Load, グリセミック負荷指数) を掲載していますので，100kcalの食品や料理を摂取したときのグリセミック負荷指数を比較しながら見ていただけます。
6. 付録2) では，微量栄養素の充足を考えたいときに，目的の栄養素別に多く含まれる食品のベスト50を掲載しました。ここでは，摂取重量と比較しやすいよう単位を100kcalではなく10kcalで比較しています。

　本書は100kcal食品・食事交換表の表が多くなっています。従来からの100g当たりの食品成分表とは異なり，主食・調理用油・主菜・副菜の料理ごとに目的とする熱量設定をした上で，必要な食品を選定できるよう並べ替えています。自分でできる食事デザインを是非，実践してください。

交換表の見方

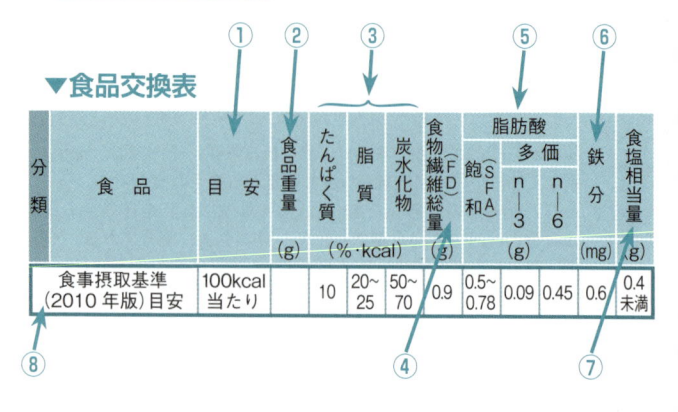

▼食品交換表

分類	食品	目安	食品重量	たんぱく質	脂質	炭水化物	食物繊維総量(FD)	脂肪酸			鉄分	食塩相当量
							飽和(SFA)	多価 n-3	多価 n-6		
			(g)	(%・kcal)			(g)	(g)			(mg)	(g)
	食事摂取基準(2010年版)目安	100kcal当たり		10	20〜25	50〜70	0.9	0.5〜0.78	0.09	0.45	0.6	0.4未満

① 目安:100kcal当たりの食品量の目安(カサ・枚数・個など)。

② 食品重量:100kcal当たりの重量。

③ たんぱく質・脂質・炭水化物(三大栄養素):食品100kcal当たり,それぞれの栄養素の熱量。合計すると100kcalになるため,各栄養素の構成比率(%)として見ることができる(PFC比率)。

④ 食物繊維総量:100kcal当たりの水溶性食物繊維と不溶性食物繊維の合計。

⑤ 脂肪酸:100kcal当たりの肉類に多く含まれる飽和脂肪酸と魚や植物性脂質などに多く含まれる多加不飽和脂肪酸(n-3,n-6)を表示。

⑥ 鉄分:100kcal当たりの食品に含まれる鉄分量。

⑦ 食塩相当量:100kcal当たりの食品に含まれるナトリウム量を塩分換算した量と,加工食品などに含まれる添加食塩を合計した量。

⑧ 食事摂取基準目安:この欄のみ横に見ます。日本人の食事摂取基準(2010年版)の30〜49歳,女性,身体活動レベルⅡ(基礎身長158cm,基礎体重53kg)の各栄養素の推定必要量を基本として,100kcal当たりに換算しています。推定エネルギー必要量が2,000kcalであることから,それぞれの値を1/20として算出。食品選択の目安として,この目安量を上回ればその成分が多い食品,下回れば少ない食品と見ることができます。

▼外食・食事交換表

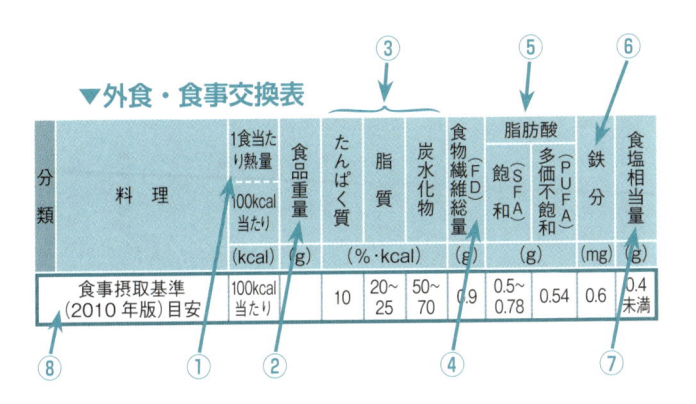

分類	料理	1食当たり熱量 / 100kcal当たり (kcal)	食品重量 (g)	たんぱく質	脂質	炭水化物	食物繊維総量 (FD) (g)	脂肪酸 飽和 (SFA) (g)	脂肪酸 多価不飽和 (PUFA) (g)	鉄分 (mg)	食塩相当量 (g)
				(%・kcal)							
⑧	食事摂取基準(2010年版)目安	100kcal当たり		10	20〜25	50〜70	0.9	0.5〜0.78	0.54	0.6	0.4未満

①1食当たり熱量と100kcal当たり:料理ごとに上段には1食当たりの熱量とその成分値,下段には100kcal当たりの成分値を表示しています。上段は1食すべて食べたときに摂取できる栄養量が把握でき,下段は同じ基準で食事摂取基準と各料理の比較ができます。

②食品重量:上段が1食当たりの料理の重量,下段が100kcal当たりの料理重量です。100kcal当たりの重量が少ないほど,脂質が多い料理ともいえます。

③たんぱく質・脂質・炭水化物(三大栄養素):上段は1食食べたときの各栄養素の量(kcal)はわかりますが,各料理で全体量が異なるため料理の比較ができません。下段では,すべて100kcal当たりに換算していますので,三大栄養素の比率(PFC比率)で比較することができ,他の栄養素に関しても多い・少ない比較ができます。

④食物繊維総量:上段が1食当たりの食物繊維総量。必要熱量100kcal当たり食物繊維1gが目標となりますので,1日で必要な食物繊維量の1/3を目標とします。食事摂取基準では1日2,000kcal,食物繊維20gが目安量となりますので,1食6.6gが目安となります。

⑤脂肪酸:飽和脂肪酸と多価不飽和脂肪酸として表しています。多価不飽和脂肪酸はn−3とn−6の合計です。

⑥鉄分:上段の1食当たりでは1日目標量の1/3が摂取できるかを目安とし,下段の100kcal当たりでは食事摂取基準と比較して選択します。

⑦食塩相当量:上段の1食当たりでは1日の食塩摂取目安7〜9gの1/3以内を目安にし,下段では100kcal当たり0.4gと比較して多いか少ないかを判断します。

▼食事のGL

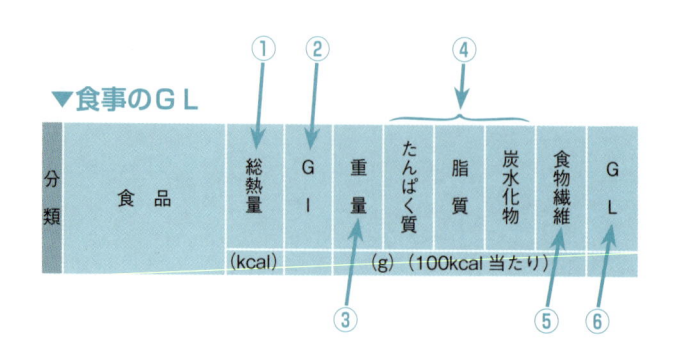

分類	食品	①総熱量	②GI	重量	たんぱく質	脂質	炭水化物	食物繊維	GL
		(kcal)			(g)(100kcal当たり)				

④ は たんぱく質・脂質・炭水化物 をまとめる。③は重量、⑤は食物繊維、⑥はGL。

① 総熱量：食品単独または組み合わせで糖質を50gに調整したときの食品全体の熱量。
② GI：Glycemic Index（グリセミック指数）糖質50gを含むサトウのごはん147gを摂取後，2時間の血糖値上昇下面積を100として，比較する食品に含まれる糖質が50gになる量を摂取したときの血糖値上昇下面積を表す。指数の低い食品は基準食に比較し，消化吸収が遅く血糖値上昇も緩やかと考えられる。
③ 重量：各食品の組み合わせで熱量100kcal当たりに換算したときの食品重量。
④ たんぱく質・脂質・炭水化物（三大栄養素）：食品の組み合わせ100kcal当たり，それぞれの栄養素の重量。
⑤ 食物繊維：炭水化物は糖質と炭水化物からなっている。GIで対象とする糖質は炭水化物から食物繊維を除いた重量で考える。
⑥ GL：Glycemic Load（グリセミック負荷指数）。
（GI÷100）×炭水化物の量（g）。

I 章
100kcal 基準食のすすめ

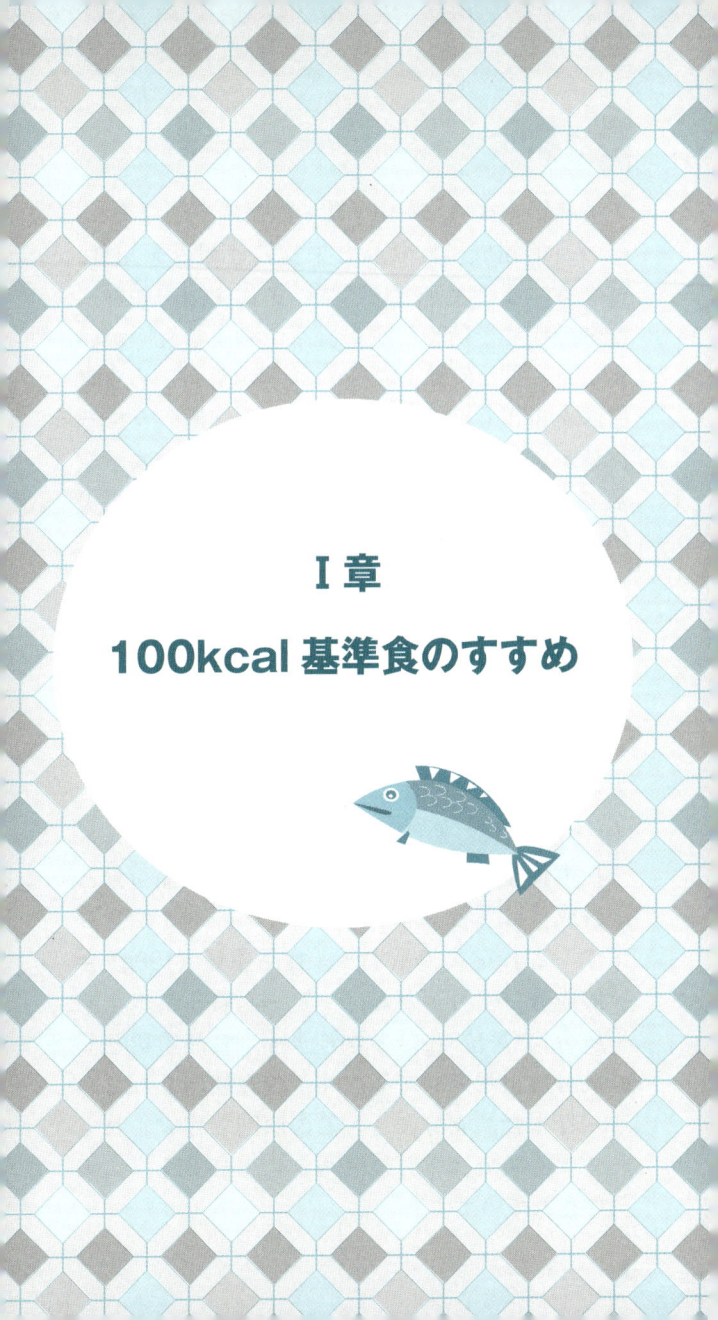

1 食事の目的

　美味しく食べ，疾病予防・治療に役立つこと。この目的達成には食品と栄養の仕組みを知り，賢く食べることが大切です。古代中国や朝鮮には帝の疾病予防や治療の食事を考える食医がいました。また疾醫（内科），瘍醫（外科）も食事療法を重視し，この時代に「薬食同源」という言葉ができました。その後 1970 年にこれを意訳して，「医食同源」という言葉ができ，食事の大切さを今日に伝えています。

2 栄養成分表示の二つの原則

　幕末〜明治時代に西洋の栄養学を導入した際，食品重量と熱量という二つの単位で栄養成分を表示する方法が提唱されました。

1）食品重量と栄養成分の原則

　松本良順は 1864（元治元）年に，食品重量と栄養成分は「百で算する」とその原則を紹介します。これを式で示すと「**食品重量（100g）＝一般成分（水分＋たんぱく質＋脂質＋炭水化物＋灰分）**」単位（g）となります。食品重量と一般成分は重量として等しく，現在使用されている「日本食品成分表」もこの原則で作成されています。灰分はさらにミネラルやビタミンに細分類されています。

表 1 − 1 100kcal の歴史的流れ

1864 (元治元) 年	松本良順, 100 (g) を単位とする食品重量と栄養成分の原則を紹介。
1888 (明治21) 年	森林太郎(森鷗外),「熱量(100kcal)＝三大栄養素」の概念を発表。
1894 (明治27) 年	森林太郎, 携帯食料に関して「1包装 100kcal」を報告。
1913 (大正2) 年	フィッシャーの 100kcal 食品の栄養表示法を「簡易栄養評価器」(久門商利訳) として紹介。
1925 (大正14) 年	日本最初の栄養士養成教科書「栄養」(佐伯矩編) にフィッシャーの 100kcal 食品栄養価表示法の一部を転載。
1931 (昭和6) 年	国立栄養研究所より 100kcal 食品成分表である「日本食品成分総覧」(佐伯矩編) が刊行。
1952 (昭和27) 年	日本内科全書の「食餌療法」(大森憲太) で 100kcal 食品表を紹介。
1970 (昭和45) 年	「100kcal 食品ダイエットガイド」(五島雄一郎) 刊行。
2001 (平成13) 年	「100kcal/100g 日本食品成分表」(山下光雄ら) 刊行。

2) からだの栄養 (熱量) と栄養成分の原則

　森林太郎 (森鷗外) はドイツ留学から帰国した 1888 (明治 21) 年に, 栄養を食品重量ではなく, 温量 (熱量) から考える栄養学へ概念を大転換する必要性を感じ,「**活きものは, 水に包んで火で動く, 薪を喰うて, 腹は竈**」という一休の歌を使って, 食物とからだの関係を説明しました。また熱量の算出は, 食品に含まれるたんぱく質,

炭水化物を 1g ＝ 4kcal，脂質を 1g ＝ 9kcal とする方法も紹介しています。これを式で示すと「**熱量（100kcal）＝三大栄養素**（たんぱく質＋脂質＋炭水化物)」単位（kcal）となります。

　二つの方法はいずれも左辺の数字を 100 とし，右辺は栄養成分の和を左辺と同じ単位で表示しているため，栄養成分の比率（％）として見ることができます。肥満やメタボリックシンドローム予防の食事や食品では，たんぱく質，脂質，炭水化物の熱量比や食品の重量が大変重要になります。

3　100kcal は共通のものさし

　1894（明治 27）年に，森林太郎は携帯食糧を「1 包装 100kcal」と報告しています。1906（明治 39）年にイェール大学のアーヴィング・フィッシャーは 100kcal 食品の三大栄養素の熱量を三角錐のグラフで表す方法を発表。この論文は，1913（大正 2）年に「簡易栄養評価器」(久門商利訳）として紹介されます。

　また，1925（大正 14）年には日本最初の栄養士養成教科書「栄養」，1931（昭和 6）年の 100kcal 食品成分表である「日本食品成分総覧」（国立栄養研究所）が刊行されます。戦後は「食餌療法」（日本内科全書）で 100kcal 食品表が紹介され，2001（平成 13）年「100kcal/100g 日本

食品成分表」(建帛社) が刊行されました。

4 誰でも理解できる栄養学

「栄養指導の話は難しい」という声をよく耳にします。これは,栄養指導で使用する単位が,熱量は「kcal」,たんぱく質は「g」,脂質や炭水化物は「%」と異なることが一因です。ですからすべてを同じ単位で考えることが重要です。

5 なぜ100kcalなのか

現在,80kcalをベースにした考え方が多くの職場で使用されています。この80kcalが最初に使用されたのは1954 (昭和29) 年に発表された「簡易栄養計算法について」です。当時は戦後の食糧難の時代であり,物価高騰で魚,肉の切り身が小さい,肥料が十分でなくりんごなどの果物が小さい,飼料が少ないので鶏卵が小さい,などの理由で,それまで使用してきた100kcalでは当時の食糧事情から常用量に合わないことから,80kcalに変更すべきという内容でした。

しかし,それから半世紀を経た飽食の時代ともいわれる現在では,80kcalにこだわる必要はないように思えます。しかも,たんぱく質,脂質,炭水化物の割合を理解する際,100kcalを基準とすると各熱量の単位 (kcal) を%に変えるだけで

すみます。日常的に私たちが慣れ親しんだ10進法をベースとした100kcalを取り入れた方が，栄養指導に際しては，一般にはわかりやすいといえるのではないでしょうか。

Ⅱ章

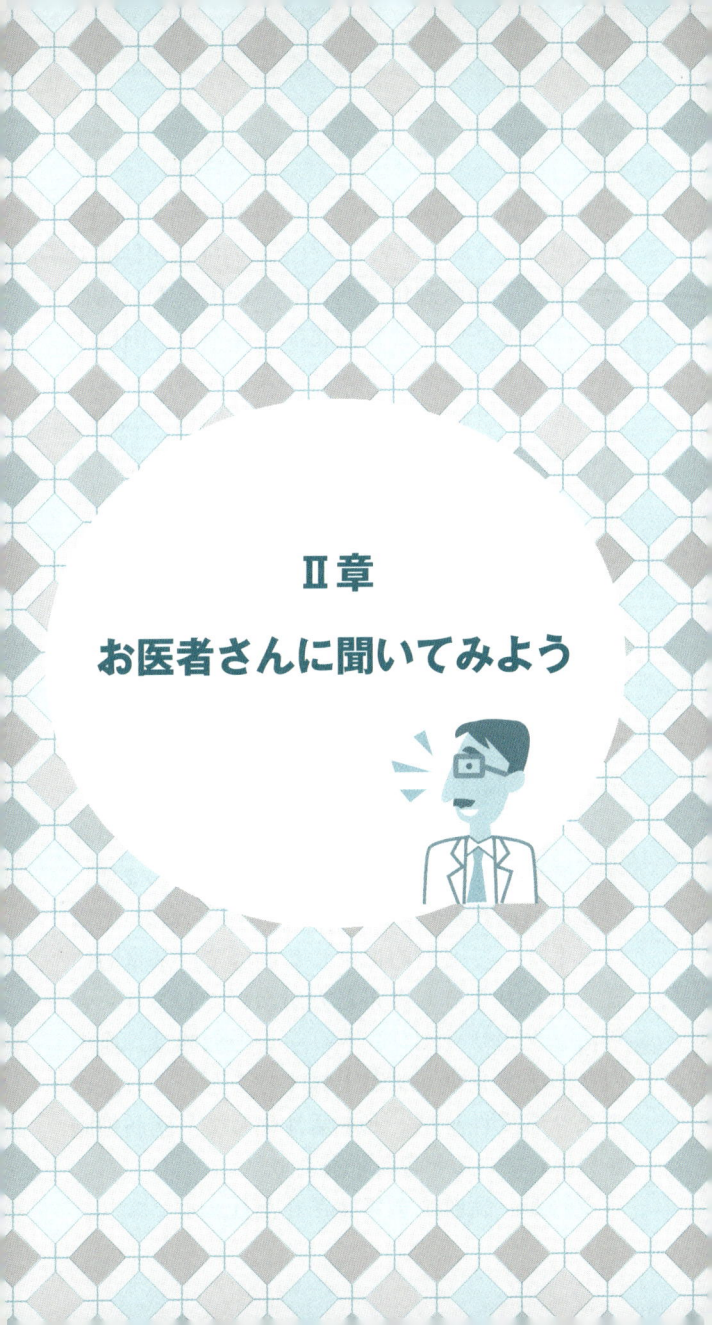

お医者さんに聞いてみよう

1 メタボリックシンドロームと肥満

メタボリックシンドロームは，糖尿病，高血圧，脂質異常を合併します。それぞれの症状が軽度であっても，動脈硬化が進行し，若年でも心筋梗塞，脳梗塞さらには腎硬化症をきたし，国民生活の質のレベルを低下させる大きな要因となっています。以前から経験的にも，肥満体に高血圧，糖尿病の合併が多く，薬を飲んでいる多くの人が観察されています。

しかし現代の医療ではこれをメタボリックシンドロームと診断し，肥満こそが元凶であることを前面に出しています。このメタボリックシンドロームの病態発生を見ると，内臓脂肪細胞の肥大化にともなって，トリグリセリド蓄積の限界を感じた脂肪細胞が，原料としての糖と血中のトリグリセリドからの脂肪酸取り込みを抑え，トリグリセリド合成を抑制させるフィードバックシステムが稼動した状態と理解されています。

したがってメタボリックシンドロームは，肥満にともなって必然的に生じる病態で，基本的に誰もがなりうると考えた方がよいでしょう。さらにメタボリックシンドロームの病態は，血中のノルアドレナリンが上昇することにより，ホルモン感受性リパーゼを活性化して，脂肪細胞を分解していると考えられます。

これが，高血圧を発症させたり，インスリン

抵抗性を生じさせる一因となっています。

　この病態発生から明らかなことは,メタボリックシンドロームの治療の本質は,個々の症状に合わせて各種薬物を投与することではなく,脂肪細胞のトリグリセリドを減らすことだということです。そして大切なことは,筋肉量を減らさずに体重を減らすことです。それには,たんぱく質,ビタミン,ミネラルを十分とりながら,摂取熱量を制限し,運動による熱量の消費量を増加させることです(「逆引き成分表」P.113を参照)。

　ただし,運動で減量をはかることは食事制限に比べ,一般的に効率が悪いと考えられています。たとえば,1ヵ月で2kg(1日70g)の体重減少を目標とすると,1日に約500kcalを減らすことになります。これは,運動では8kmのジョギングに相当し,ごはん(1膳110g＝160kcal)では3膳分に相当します。

　熱量制限メニューを作る際,①減量メニューとして1,200～1,600kcalの献立(たんぱく質1.0～1.2g/kg,ビタミン,ミネラル,残りのエネルギー成分を炭水化物,脂肪に当てる)の作成指導と,②現時点の摂取食事から熱量成分を減らしていく方法,があります。

　いずれにしろ,摂取食物を五大栄養素に分類し,含有炭水化物,脂質を中心に熱量の概算を知ることが基本であり,それにはよりわかりやすく,簡便な方策を工夫する必要があります。

2 肥満について

1）肥満はなぜ起こるか

　脂肪組織は，全身に広く分布する白色脂肪組織と，肩甲骨間・わきの下・腎臓の周囲などに存在し熱産生に関わる褐色脂肪組織の二つに分けられます。肥満は摂取熱量と消費熱量のアンバランスを特徴とする熱量代謝異常で，白色脂肪組織に中性脂肪が過剰に蓄積した状態をいいます。

　主な原因は過食と運動不足ですが，加齢にともない基礎代謝など消費熱量が減少することも関与しています。男性は30代で3割が肥満となります。一方，女性は20代では肥満者の割合は少ないのですが，徐々に肥満者が増加し，60代になると3割が肥満となります。これには女性ホルモンも関与しています。

　過食による体重増加には遺伝的背景が強く関与しています。また，夜の遅い食事や，太りだした友人を持つと将来の肥満リスクが増加するといった生活環境要因も複雑に関連しています。

2）肥満症の分類と診断基準

　肥満の判定には，BMI（Body Mass Index：体格指数）を用います。わが国ではBMI 22の場合，有病率が最小に，BMI 25以上で糖尿病，高血圧，脂質異常の発症リスクが高まることからBMI 25以上を肥満と判定しています（表2－1）。インスリン抵抗性は，肥満にともなう過剰な血中遊離

表2−1 肥満の程度によるわが国とWHO基準の比較

BMI値	日本肥満学会基準	WHO基準
BMI<18.5	低体重	Underweight
18.5≦BMI<25.0	普通体重	Nomal range
25.0≦BMI<30.0	肥満(1度)	Preobese
30.0≦BMI<35.0	肥満(2度)	Obese I
35.0≦BMI<40.0	肥満(3度)	Obese II
40.0≦BMI	肥満(4度)	Obese III

出典:松澤祐次ほか「新しい肥満の判定と肥満症の診断基準」肥満研究 6:18-28, 2000

脂肪酸や脂肪細胞から分泌されるTNFα,レジスチンなどにより引き起こされます。肥満に,1)糖尿病,2)脂質異常症,3)高血圧,4)脂肪肝,5)高尿酸血症・痛風,6)冠動脈疾患,7)脳血管障害,8)骨・関節疾患,9)睡眠時無呼吸症候群,10)月経異常の病態が合併した場合に,「肥満症」と診断され治療の対象となります。さらに,フローチャートを用いて二つのタイプに分けます(図2−1)。とくに,内臓脂肪面積が100cm^{2}以上を冠動脈疾患の発症リスクが高い内臓脂肪型肥満と診断しています(図2−2)。

3 肥満症の治療と予防

1) 食事療法

(1) メタボリックシンドロームに対する食事療法

メタボリックシンドロームでは,インスリン抵抗性が獲得されており,その解除のためには食事療法が最も大切です。まず,減量3〜4kgを目

図2−1 肥満症診断のフローチャート

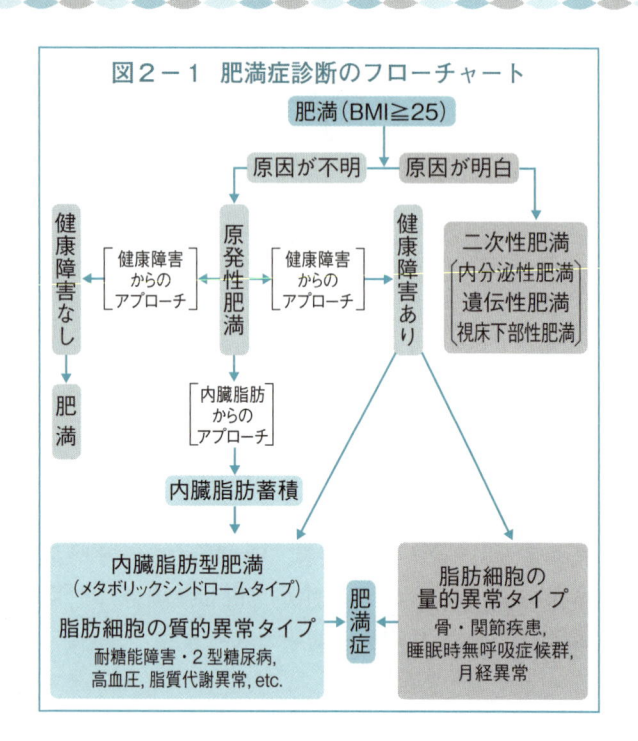

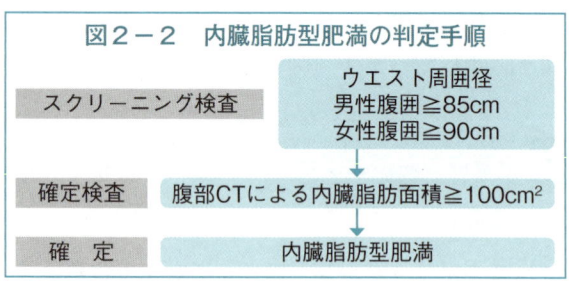

```
肥満（BMI≧25）
  ├─ 原因が不明 → 原発性肥満
  │     ├─ 健康障害からのアプローチ → 健康障害なし → 肥満
  │     ├─ 健康障害からのアプローチ → 健康障害あり
  │     └─ 内臓脂肪からのアプローチ → 内臓脂肪蓄積
  └─ 原因が明白 → 二次性肥満
        （内分泌性肥満，遺伝性肥満，視床下部性肥満）
        → 健康障害あり

→ 内臓脂肪型肥満（メタボリックシンドロームタイプ）
  脂肪細胞の質的異常タイプ
  耐糖能障害・2型糖尿病，高血圧，脂質代謝異常，etc.

→ 脂肪細胞の量的異常タイプ
  骨・関節疾患，睡眠時無呼吸症候群，月経異常

→ 肥満症
```

図2−2 内臓脂肪型肥満の判定手順

スクリーニング検査	ウエスト周囲径 男性腹囲≧85cm 女性腹囲≧90cm
確定検査	腹部CTによる内臓脂肪面積≧100cm²
確　定	内臓脂肪型肥満

指したエネルギー制限食が基本となり，通常，標準体重当たり25kcalを摂取熱量とします。つぎ

に，たんぱく質：脂質：炭水化物の割合ですが，血糖と中性脂肪を低下させ，HDL－コレステロールを増やすために，炭水化物を制限した食事を推奨する考え方もあります。その場合，通常推奨されているP：F：C＝20：20：60から，20：35：45程度に変更することが望ましいと考えられます。

なお脂肪はn－3系を多くとるように工夫するとともに，ビタミン，ミネラルは，十分にとる必要があります。

これを実践しやすくするために，フォーミュラー食（1袋170kcal，P：F：C＝50：15：35）を一部利用することも考えられますが，総摂取熱量がオーバーしないようにすることが重要です。

(2) 重度症の超低熱量食（600kcal/日）療法

高度肥満者（BMI≧35）では，睡眠時無呼吸症候群による呼吸不全，心不全などを起こしやすく，短期に大幅な減量を求められる場合がよくあります。そのような場合，超低熱量食（500～600kcal/日）を処方します。

この食事の原理は，たんぱく質，ビタミン，ミネラルを十分量摂取しながら，そのほかの熱量成分（炭水化物，脂質）を極限まで少なくしたものです。この食事療法では通常，たんぱく質を標準体重×1.0g（約70g＝280kcal/日）摂取し，あとは野菜，植物繊維などでビタミン，ミネラルを補うようにします。また水分も通常の摂取量に加

え，さらに1,500ccを追加飲用するようにします。この食事療法により1日当たり200～300gの減量が可能です。

ただし一般食では，なかなか十分なビタミン，ミネラルを補いきれないので，「フォーミュラー食」と呼ばれる調合食を用いることが原則です。もし自然食による処方が可能であれば，その方がはるかに好ましいのはいうまでもありません。なお，この食事療法の場合，食事による満足感はなくなるので，その分，減量による効果を高評価するなどの精神的サポートが必要となります。

(3) 通常使用する治療食の目安

日本肥満学会の「肥満症治療ガイドライン2006」では，肥満症の基本治療食を摂取熱量別に表2－2のように分類しています。表の名称部分の18～10の数字は，200kcalずつに区分した熱量を表し，BMIに応じた適応基準（表2－3）を設けています。

一方，WHOやNIHの肥満診療指針では，各人の現在の摂取熱量を必要摂取熱量の推定値（たとえば基礎代謝量×PAL）から求め，これから500～1,000kcalを減ずる緩やかな摂取熱量制限を指示しています。

こうした緩やかな制限の方が（おそらくは食事制限が継続しやすいため），長期的な減量効果にすぐれているとする成果がでています。また，厳しい摂取熱量制限により10～20週間で体重が

表2-2　肥満症基本治療食の分類

名　称	摂取熱量（kcal/日）
18	1,800
16	1,600
14	1,400
12	1,200
10	1,000

25.0≦BMI＜30.0では25kcal/kg標準体重を，30.0≦BMIでは20kcal/kg標準体重を摂取熱量の目安にする

表2-3　肥満症治療食適応基準

25.0≦BMI＜30.0で，内臓脂肪≧100cm^{2}または健康障害（＋） →肥満症治療食 18, 16, 14, 12
30.0≦BMI →肥満症治療食 14, 12, 10

大きく減少した後，維持のための方策を講じないと減った体重が元に戻ってしまうとする介入研究のレビューなどもあり，緩やかな摂取熱量制限を推奨しています。

わが国の中高年者には高度肥満者が少なく，上記のいずれの熱量処方でも大きな差は生じません。しかし，高度肥満者ではズレが大きくなり，厳しい摂取熱量制限は，実行困難で減量できなかったり，長期の遵守が困難となりリバウンドが起こる可能性もあります。その場合は，後者の熱量処方が望ましいかもしれません。

大幅な減量に成功し，減量後体重を長期間維持している人を対象とした米国のアンケート調査で

は，減量期の食事内容はさまざまでした。また最近では，対象者のインスリン感受性の程度により，同じ内容の食事でも減量効果が異なるという報告が複数見られます。これらの研究では，インスリン感受性が低い人，あるいは食後のインスリン分泌の多い人では，高脂肪食または低 GL (Glycemic Load：個々の食品の GI (Glycemic Index) ×糖質重量の合計) 食の減量効果がまさっており，逆にインスリン感受性が高い人，あるいはインスリン分泌の低い人では，低脂肪食または高 GL 食の減量効果がまさっています。したがって，減量期の食事療法は，上記の熱量処方を含め，さまざまな方法を試みる価値があるといえます。

(4) 治療食をわかりやすく適用するには

　最も基本的な肥満治療食は，脂肪細胞でのトリグリセリドの過剰蓄積に対して，その原料成分の供給を減らすことです。つまり，五大栄養素のうち，たんぱく質，ビタミン，ミネラルを十分摂取した上で，炭水化物と脂質を肥満の程度に応じて減らすことです。

　肥満治療食の条件は，①動機付け，②栄養失調食ではないこと，③わかりやすく熱量計算ができること，④空腹感が少ないこと，⑤継続できること，などに総合的に取り組む必要があります。以下にこの5つの条件について詳しく解説します。

①動機付けは，減量で得られるメリットをよく理解してもらうことから始めます。実際，減量に

よって，インスリン療法から離脱できる人，薬物が不要となった人の例は多く，ほぼ3kgの減量で症状の改善が見られます。

②肥満治療食は，食べなければよいのではなく，たんぱく質，ビタミン，ミネラルを十分摂取した上で，熱量成分（炭水化物・脂質）を制限することだということを理解してもらいます。つまり，蓄積脂肪を熱量供給源に利用することです。したがって，補えないたんぱく質，ビタミン，ミネラルを補うためには十分食べてもよいということになります。

③食物を五大栄養成分に分類し，摂取した主要食品の熱量成分を概算でよいので，算出できるようにします。それには，直接，分量とカロリーを連結して行う方法と，目安として100kcalをベースとして，記憶する方法とがあります。自分で計算ができなければ，デジカメを用いて食べたものを撮影し，あとから栄養士がそのカロリー計算をしてあげることも効果を上げる工夫の一つです。

④空腹感は，食事を減らした際に血糖が低下したときに起きやすく，またケトン体が出てくるまでが強いといわれています。そして，やや我慢してケトン体が出てくると満腹感に変わるといわれています。ケトン体を早く出す工夫として，脂肪分を多めにすることや，腹持ちがよい食材を用いることも工夫の一つでしょう。一方，会

社や家庭内のトラブルでも過食が促進される例もあり，ストレスの対処法も会得する必要があります。

⑤なによりも継続が大切です。そのためには，周囲の理解，応援も重要となります。そして，体重をグラフ化した記録と食事記録を連動した表を作成し，本人のみならず，周囲も見守ってあげることが大切です。

(5) 100kcal 基本食

①治療食，維持，合併症対応食の考え方

肥満症の人が入院した場合，超低熱量食，低熱量食を応用することが多くなります。その際，大切なことは，退院後のリバウンド予防のために家で守る維持食を指導し，それを実践してもらうことです。

低熱量食の場合，炭水化物が1日150g以下になるとT4からT3へのコンバーティング・エンザイム（転換酵素）の活性が低下するため，T3の合成が減弱し体重を保持しようと甲状腺機能が変化します。この最たるものが栄養障害で発生するlow T3症候群です。

糖尿病とメタボリックシンドローム患者を一律2,000kcal検査用通常食から1,250kcal治療食で治療し，運動は3,000歩に抑えて2週間減食による耐糖能の変化を見ますと，肥満症の高インスリン血症の糖尿患者の場合，肥満の改善によりインスリン抵抗性が軽減してインスリン分泌は低下し

血糖が下がり，全例耐糖能が正常化しています。

一方，インスリン分泌不全型のやせ型の比較的重症の糖尿病患者の場合，糖尿病が悪化した例があり，甲状腺 T3 の反応も低下しました。炭水化物の利用熱量が低いため T4 から T3 への転化が阻害されたためと考えられることから，同カロリーで炭水化物を増やし脂肪を減らした炭水化物の比率の高い 1,250kcal 食にすると耐糖能は改善しました。

インスリン分泌不全型糖尿病では食事療法によりインスリン分泌が改善して耐糖能は改善しました。全例では高 TG 血症は正常化し，HDL －コレステロールの上昇が見られました。

②肥満症治療食の効果

体脂肪：除脂肪体重が 3：1 の割合で減少するとき，体重 1kg の減少に相当する熱量コストは 7,000kcal となります。したがって，1 日 500kcal の摂取熱量制限では 2 週間で 1kg の減量が達成される計算になります。水分の出入りによる体重変動は体重の 2％程度で，この熱量制限による体重減少よりも大きくなります。したがって，日々の体重変動は体水分の出入りを主に見ていることになり，体重の減少や停滞を議論する際に注意が必要です。

食事療法の介入試験のまとめでは，実際に達成された体重減少は予想される減少の 50％程度でした。これは，食事療法が 100％遵守されないこ

とにもよりますが，その一方で，体脂肪の減少にともないレプチンが低下，アディポネクチンが増加し，脳に作用しエネルギー消費が抑制され，食事制限を守っていても負の熱量出納バランスが小さくなることにもよると考えられます。一般の食事療法では，ボランティアを対象とした介入試験よりも，食事の遵守の程度は平均的に低くなると予想されますので，減量の程度は上記の50％より小さくなると推測されます。

体重減少や内臓脂肪の減少に比例して，血圧や各種の代謝指標に改善が認められます。ただし，HDL －コレステロールは，食事療法による減量で必ずしも増加しない場合があります。

(6) 治療改善が見られないときは

肥満症患者が治療食，維持食を摂取していても治療改善が見られない場合に注意するポイントは，第一に体重が減少しない場合，第二に体重は減少しても肥満にともなう合併症が改善しない場合，に大きく分けられます。

体重が減少しない場合は，水分の貯留がないかを確認し，消費熱量が摂取熱量より少なくないか検討します。水分貯留には，心不全や腎不全などによる浮腫があります。また，代謝や内分泌異常などの原発性疾患にともなう二次性肥満の鑑別も必要です。成人では，クッシング症候群，甲状腺機能低下症などに合併する二次性肥満の頻度が多く見られます。一方，小児では，遺伝性肥満，ま

た，まれですがレプチン欠損などによる遺伝性疾患も考える必要があります。

このような原因に該当しない場合は，個々の患者の食生活，日常運動量，薬剤やサプリメントを把握することが大切でしょう。とくに食事療法を継続する過程で体重の減少速度が遅くなったり，リバウンドする症例は，摂取熱量の減少とともに消費熱量も低下している可能性があります。呼気による間接熱量計を用いて，定期的・簡易的に消費熱量を計測することが有用です。

一方，体重は減少しているにもかかわらず，脂質異常症，高血圧症，耐糖能異常などの合併症が改善しない場合は，これらの異常が肥満に起因しているかどうか注意が必要です。とりわけ，これらの代謝異常は原発性疾患が原因で肥満になることにより増悪します。

そのような場合は減量途中で改善が認められなくなることが経験上，見受けられます。肥満が合併症をともなう病態を表す内臓脂肪量やインスリン抵抗性の推移に注意することがポイントになると考えられます。

2）運動療法

近年，一般的な運動処方として「中等度の強さの有酸素運動を1日合計30分以上，ほぼ毎日行う」ことが指示されています。こうした運動の減量効果は2kg程度にとどまり，血圧，代謝指標の改善効果は，食事療法で5〜10％の減量を達

表2−4 肥満症の運動療法

1. 導入レベル	
種目	有酸素運動（ウォーキング，自転車エルゴメータ，水中歩行など）
強度	中等度（40〜60%心拍予備能，3〜6メッツ）
時間	1日合計30分（これまで行っている日常生活の活動は含まない）
頻度	ほぼ毎日（＝週5日）

◎この活動レベルで達成される減量はわずかであり，合併症改善のために食事療法の併用が重要である。
◎運動不足で体力レベルが低い人，整形外科疾患を有する人で上記の活動量がこなせない場合は，日常の生活活動を増やすことなどから始める場合もある。

2. 最終目標	
強度	中等度（〜可能な人では高強度）
時間	1日合計60分（高強度ではより短い時間）
頻度	ほぼ毎日

◎導入レベルから長い年月をかけて目標レベルへと到達する。

成した場合を上回るものとはなっていません。このため，最近の肥満の運動処方は，いずれも「中等度の有酸素運動を合計60分程度ほぼ毎日行う」ことを指示しています。運動不足の人の場合，表2−4の導入レベルから始め，長い年月をかけてこうした活動レベルに到達することが望ましいといえます。

3）生活習慣上の留意点

自分が肥満であるということ，肥満症であることをまず十分に認識することから，肥満の改善のための生活習慣は始まります。それは自分の体重，BMIがいくつであり，合併症にどのようなもの

があり、その程度がどれくらいのものかを認識することです。このことを理解した上で、肥満改善のためにしなければならない治療の方法を理解することが第一です。

基本的に治療に必要なことは、食事と運動ですが、それを継続していくことが重要であるということを認識しなければなりません。つまり、肥満とは治癒する疾患ではなく、減量した体重を維持し続けることが肥満治療であることを知るべきです。

具体的には以下のようになります。
①自分の性格を知り、いろいろなことに遭遇したときにその苦しみを食べることで解消しようとする性格や人の意見を聞こうとしない性格などを理解して是正すること。
②食事は常に考えて食べる習慣を身につける。"何も考えない、ながら食い"、"食欲とは関係なく悲しいとき、うれしいときに食べる"などという習慣を身につけないことが大切である。
③生活のリズムの中に減量のための手法の要素を取り入れる。
④咀嚼回数を増やす（十分に時間をかけて食べる）、決められた時間に行動する（規則正しく生活を行い、必要なことは必ず行うと決めて実行する）。決められた手法を継続する。
⑤自らの生活を客観的に見るために、体重を1日4回（朝食前後、夕食前後）毎日記録し、その変動を理解する。また以上のことを行えずにい

るときは行動修正を行っていく。

肥満改善には，以上のような基本的な注意を守って，生活習慣を確立することが重要です。メタボリックシンドロームを念頭にした場合，ストレスや喫煙が肥満と同等の原因となり，喫煙後にアディポネクチンを低下させ，インスリン抵抗性を生じさせます。禁煙を指導することが必要です。

4）薬物療法・外科療法

薬物治療は，現在わが国では，BMI $\geq$ 35 の肥満者に対して mazindol（食欲抑制薬）のみ使用が認められています。mazindol は古典的な薬物で，現在，諸外国ではほとんど使用されていないためエビデンスに乏しいといえます。

現在，世界的に用いられている抗肥満薬には sibutramine（食欲抑制薬）と orlistat（脂肪吸収阻害薬）があります。これらの減量効果はいずれも 3 〜 5 kg で，服薬を続ける限り効果は持続します。

副作用は，前者は血圧上昇（0 〜 3.5 mmHg），後者の場合には脂肪性下痢と脂溶性ビタミンの吸収障害があります。orlistat は米国では OTC（一般用）医薬品としても販売されています。なお，新薬の rimonabant（食欲抑制薬）は副作用（抑うつ症状）が懸念されています。

一方，高度肥満者に対する外科療法（腹腔鏡下の調節性胃バンディング，袖状胃切除，Roux-en-Y 胃バイパス術）はわが国でも行われており，

良好な成績を収めています。6,000人の高度肥満者を対象としたSOS（Swedish Obese Subjects）研究では、術後15年の時点で14～25%の減量を維持しており、血圧、脂質、血糖、尿酸値は術後10年で有意な改善が維持されていると報告されています。

外科療法の適応はBMI≧40、またはBMI≧35で重篤な合併症を持つ人とされています。なお、胃バイパス術では、体重減少とは別の機序で耐糖能の改善が認められ、metabolic surgeryとして近年注目されています。

5）肥満予防のために留意すること

肥満の予防とは、非肥満者が熱量出納バランスを保ち、体重を増加させないことです。体重1kgの熱量コストを7,000kcalとすると（P.19、「肥満症治療食の効果」を参照）、1年間の体重変化が1kg以下のとき、1日の熱量出納のズレは平均で7,000÷365＝20kcal以下となります。数百kcalの摂取熱量を制限し減量をもたらす肥満治療食と、熱量出納のズレを防ぎ肥満（体重増加）を予防する食事は別のものと考えるべきでしょう。

肥満予防に有効な方策を無作為化対照試験等で検証することは困難ですが、表2－5のような方策が有効な可能性があります。

なお、肥満予防のための運動は、中等度の強度でほぼ毎日45～60分行うこと（週2,000kcal）

表2-5 肥満予防のための食事

1. 栄養素・食品の因子
1) 熱量密度（kcal/g）↓ 2) 低脂肪食（食事の脂肪比率↓） 3) GI↓ 4) 食物繊維↑ 5) 野菜・果物の摂取↑ 6) 砂糖入り飲料↓ 7) アルコール↓ 8) カルシウム（とくに乳製品由来）↑
2. 食事パターンに関連した因子
1) 食事の回数（1日2食→3食）* 2) 朝食の摂取* ＊食事の回数が増えると摂取量が増える人もいるので個別の判断が必要 3) 間食の摂取↓ 4) 食事の摂取速度↓
3. 食品の供給形態に関連した因子
1) Portion size（1回量のサイズ）↓ 2) 食品の価格（健康的な食品↓, 不健康な食品↑） 3) 小児・若年者に対するファストフード, 砂糖入り飲料等の広告, 学校等での供給↓

↑上げることでポジティブな成果をもたらす。
↓下げることでポジティブな成果をもたらす。

が推奨されています。

6）治療食の栄養成分の設定

　肥満治療食では，栄養バランスのよい食事をとることで，必要十分な栄養成分摂取が可能となります。肥満の食事療法ではたんぱく質は多めに，脂質は少なめに抑えることが重要です。ガイドラインでは日本人の場合，熱量比でたんぱく質15〜20％，脂質20〜25％，炭水化物60％が適当とされています。

　本書の100kcal食品・食事交換表では，食品・

表2-6　肥満症治療食の栄養素設定[1]

たんぱく質(P)[2]	標準体重×1.0～1.2g/日⇒標準体重60kgの人で240～288kcal/日
脂質(F)[3]	20g/日以上⇒180kcal/日以上
炭水化物(C)	100g/日以上⇒400kcal/日以上
ビタミン,ミネラル	必要量については「日本人の食事摂取基準」に従う

[1] P, Cは4kcal/g, Fは9kcal/gとして熱量単位に換算。
[2] 動物性たんぱく質比45～50％を確保。
[3] 必須脂肪酸2g/日の摂取が必要。上述のたんぱく質量を確保すれば，同時に摂取可能。

食事100kcal当たりの栄養成分値が記載されています。三大栄養素についてはエネルギー表示がそのまま％表示であるためわかりやすく，そのほかの栄養素については，食事摂取基準の必要量を摂取熱量100kcal当たりに換算したものと比較することで，栄養素が多くとれる食品と少なくなる食品がわかりやすくなっています。

- たんぱく質については，主菜で100kcal当たり25kcal以上たんぱく質を含みかつ，脂質の割合が少ないものを選ぶようにします。また，動物性たんぱく質を約半分含むようにします。
- 脂質については，割合だけでなく中身にも配慮する必要があります。飽和脂肪酸が熱量比で7％未満，n-6系が10％未満，n-3系は18～49歳男性で1日当たり2.6g以上摂取することが目安です。なおトランス脂肪酸は極力とらないよ

うにします。
- 炭水化物については，主食の選択に際し炭水化物の多いものを選ぶようにします。同じ炭水化物でも，摂取後の血糖値の上昇が異なります。GIは食後2時間までの血糖値上昇の程度を，ブドウ糖と比較して示したものです。食品としては，その食品に含まれる炭水化物の量をかけたGLを指標とすると，わかりやすくなります。
- 食物繊維の摂取目安は摂取熱量1,000kcal当たり10g（1g/100kcal）とします。
- ビタミン・ミネラルについても食品・食事100kcal当たりの含有量から，好ましい食品を選ぶことができます。この本に掲載されていない項目については，「100kcal/100g日本食品成分表」（建帛社）を参照してください。

4 Q&A

（1）メタボリックシンドロームの未病対策は？

　メタボリックシンドロームは，過栄養と運動不足により引き起こされます。したがって，未病対策は，自分にとって適正な食事を理解した上で，適度な運動を心がけることが基本となります。そのためには，現在の食事内容に問題があれば，食生活を見直すことが大切です。つぎに食事と密接に関わるのが仕事環境，家庭環境です。そこでのストレスが増大すると，メタボリックシンドロー

ムを引き起こす要因となります。メタボリックシンドロームを引き起こさないことを新たな目的として,一人ひとりがそれぞれの生活状況を総合的に考察することが重要です。

とりわけ,現在の一般の社会生活では,運動不足がその根底にあります。運動することにより,熱量消費の数値のみならず,インスリン感受性を上げること,またストレスの軽減や,より食事への意識が高まります。その結果,自分の適正体重を理解し,頻繁に体重測定するようになります。運動の内容にとらわれず,まず無理のない運動を日常生活に取り入れる意識を持ち,実際に始めることが,メタボリックシンドローム対策として有効です。

(2) 肥満症の治療食で合併症に対して注意することは?

肥満症で合併する代謝異常には,高血圧症,脂質異常症,糖尿病,脂肪肝などがあげられます。これらはそれぞれが軽度の状態でもメタボリックシンドロームとして重積し,さらに進展することにより,個々の治療が必要な状況になってきます。

こうした症状が進展すると,脳血管障害,心筋梗塞などの動脈硬化性疾患を突然生じます。したがって,現在の合併症の状態,および薬物療法との組み合わせを理解し,それぞれの合併症に対応した治療食との組み合わせを考えた,総合的な減量のための食事療法が必要となります。つまり熱

量制限のみ行うと,これらの合併症が増悪したり,長期的に悪化あるいは別の合併症を発症させる危険性があります。そのため,それぞれの状態に合わせ,治療期間を考えた治療食を設定し,無理なく実践することが大切です。

Ⅲ章

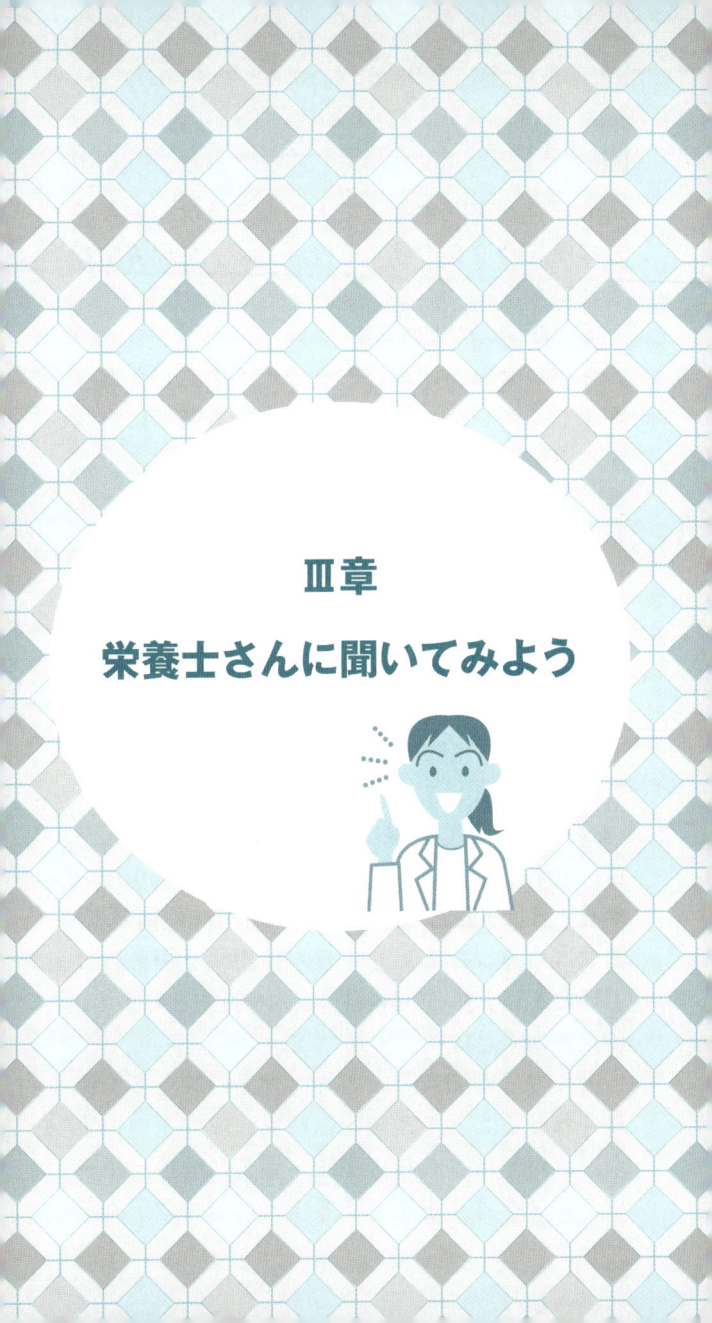

栄養士さんに聞いてみよう

1 上手にダイエットするには

治療食を実践する上で大切なことは,栄養成分に優先順位をつけ,そのポイントを理解することです。

1) バランスのよい食事

食事は食品の組み合わせです。そこで食事を美味しく,しかも栄養バランスよく簡単に実践する方法として,「主食」と「おかず(主菜・副菜)」をバランスよく組み合わせて摂取する方法があります。

(1) 主食とは

1日に必要な食事量(熱量)の1/2量以上を摂取する献立で,エネルギー源の多くが炭水化物の食材(米,小麦,大麦,雑穀など)です。主食では炭水化物の熱量比が50%以上(100kcal当たり50kcal以上)を選択の目安とします。

また,いも類も同様に多くの炭水化物を含んだ食材です。食習慣上毎日ごはんと同様に沢山摂取するときは主食と考えます。なお,甘味性糖質(砂糖やはちみつなど)を主食に使用する場合には1日大さじ1杯(50 kcal)以内を目安とします。

(2) おかずとは

古くは「御加数」と書き,食品の数を多く組み合わせることで,健康に役立つ献立をいいます。おかずはさらに,主菜,副菜に分け,栄養バランスを考え選択できるようにします。副菜

はさらに野菜，果物，乳製品に分けられます。

①主菜：たんぱく質を多く含む食材（魚，大豆製品，肉，卵）を使った献立です。主菜の魚類，肉類のエネルギー源はたんぱく質と脂質です。100kcal 当たりでたんぱく質と脂質を考えると，脂質が多いとたんぱく質が少なくなり，食品重量は小さくなります。逆に，たんぱく質が多いと脂質は少なくなり，食品重量は大きくなり，量（カサ）が増します。主菜の食品や一品料理に占めるたんぱく質の比率は，100kcal 当たりで25％以上を食材選択の目安とします。

②副菜：副菜に使用される主な食材は野菜です。野菜のエネルギー源の多くは炭水化物です。また含まれるビタミンやミネラルによって緑黄色野菜と淡色野菜に分けて使用します。厚生労働省は緑黄色野菜を，「可食部100g 当たりのカロテン含量600μg 以上の野菜」と定義しています。緑黄色野菜の1日の摂取量の目安は25kcal（100〜130g）です。またミネラルではカリウム，カルシウム，マグネシウム，鉄，ビタミン A, B_1, B_2, C などが多く含まれます。一方，淡色野菜は，緑黄色以外の野菜とし，栄養成分は緑黄色と同じですが，ビタミン，ミネラルの含量は少し低くなっています。

　1日に使用する野菜の目安は，100kcal（350〜400g）で，1食当たりの使用目安は1皿（25

kcal，100〜130g）とします。食品重量当たりの水分が多く，熱量が低いので食事の微妙な味覚を際立て，ボリューム感のある食事が演出できます。また栄養成分では食物繊維が多く，主食，主菜で不足する栄養成分の多くは，副菜で使用する野菜から補給できます（「逆引き成分表」P.113参照）。

2 治療食デザインのポイント

1）肥満，メタボリックシンドローム治療食のポイント

(1) 肥満症の治療食基準で大切なポイントは1日の摂取熱量とたんぱく質，脂質量の割合です。炭水化物は，総熱量からたんぱく質と脂質を引いたものとなります（表3－1〜4参照）。

(2) 1日の食事摂取量が少ない場合（総熱量1,400kcal以下）は，100kcal当たりの食品重量が多い食品を選択するとともに，たんぱく質が不足しないよう食品やメニュー100kcal当たりのたんぱく質，脂質を熱量比で考えた対応が必要になります。

(3) メタボリックシンドロームの予防や治療の食事では，適正体重から算出された1日の総熱量をたんぱく質15〜20％，脂質20〜30％，残りを炭水化物に配分することが大切です。

2）たんぱく質

たんぱく質の成人1日当たりの摂取量は，「日

表3-1　1日の摂取熱量とその熱量比率（脂質20%例）

1日の総熱量 (kcal)	たんぱく質			脂　質			炭水化物		
	(kcal)	(%)	(g)	(kcal)	(%)	(g)	(kcal)	(%)	(g)
1,000	240	24	60	25	3	3	735	73	184
1,200	240	20	60	240	20	27	720	60	180
1,400	240	17	60	280	20	31	880	63	220
1,600	240	15	60	320	20	36	1,040	65	260
1,800	280	16	70	360	20	40	1,160	64	290
2,000	280	14	70	400	20	44	1,320	66	330
2,200	320	15	80	440	20	49	1,440	65	360
2,400	320	13	80	480	20	53	1,600	67	400

表3-2　1日の摂取熱量とその熱量比率（脂質25%例）

1日の総熱量 (kcal)	たんぱく質			脂　質			炭水化物		
	(kcal)	(%)	(g)	(kcal)	(%)	(g)	(kcal)	(%)	(g)
1,000	240	24	60	25	3	3	735	73	184
1,200	240	20	60	300	25	33	660	55	165
1,400	240	17	60	350	25	39	810	58	203
1,600	240	15	60	400	25	44	960	60	240
1,800	280	16	70	450	25	50	1,070	59	268
2,000	280	14	70	500	25	56	1,220	61	305
2,200	320	15	80	550	25	61	1,330	60	333
2,400	320	13	80	600	25	67	1,480	62	370

表3-3　1日の摂取熱量とその熱量比率（脂質30%例）

1日の総熱量 (kcal)	たんぱく質			脂　質			炭水化物		
	(kcal)	(%)	(g)	(kcal)	(%)	(g)	(kcal)	(%)	(g)
1,000	240	24	60	25	3	3	735	73	184
1,200	240	20	60	360	30	40	600	50	150
1,400	240	17	60	420	30	47	740	53	185
1,600	240	15	60	480	30	53	880	55	220
1,800	280	16	70	540	30	60	980	54	245
2,000	280	14	70	600	30	67	1,120	56	280
2,200	320	15	80	660	30	73	1,220	55	305
2,400	320	13	80	720	30	80	1,360	57	340

表3-4 たんぱく質を控えた治療食例

1日の総熱量	たんぱく質			脂 質			炭水化物		
(kcal)	(kcal)	(%)	(g)	(kcal)	(%)	(g)	(kcal)	(%)	(g)
1,400	120	8.6	30	350	25	39	930	66.4	233
1,400	160	11	40	350	25	39	890	64	223
1,600	120	7.5	30	400	25	44	1,080	67.5	270
1,600	160	10	40	400	25	44	1,040	65	260
1,800	160	9	40	540	30	60	1,100	61	275
1,800	200	11	50	540	30	60	1,060	59	265
2,000	160	8	40	600	30	67	1,240	62	310
2,000	200	10	50	600	30	67	1,200	60	300

本人の食事摂取基準（2010年版）」では200kcal（50g）〜240kcal（60g）で、肥満症治療の1,000kcal食の場合、たんぱく質は24％、メタボリックシンドローム予防の2,000kcal食の場合では280kcal（70g）、14％となります。

なお、腎臓機能低下があれば、1日の総熱量に対するたんぱく質の熱量比を低くする必要があります。熱量に対するたんぱく質の熱量比が最も低いのは、1,600kcal食でたんぱく質120kcal（30g）の7.5％、2,000kcal食でたんぱく質160kcal（40g）の8％、1,400kcal食でたんぱく質120kcal（30g）、8.6％となります。

3）脂質

脂質の1日の摂取熱量は、総熱量に対し20〜30％です。たんぱく質を控えた食事の場合、脂質の熱量比は25〜30％です。また脂質には、飽和脂肪酸と不飽和脂肪酸があり、不飽和脂肪酸も

n－3系脂肪酸，n－6系脂肪酸に分けられ，その質を考慮する必要があります。

4）炭水化物

炭水化物の摂取熱量は，1日の総摂取熱量からたんぱく質と脂質を引いた分となります。**炭水化物では日本のグリセミック指数（GI）から算出した100kcal当たりのグリセミック負荷指数（GL）を目安に記載しました。**また，カーボカウントは「1日の総熱量－（たんぱく質＋脂質）＝炭水化物」で計算します。

なお，食物繊維の多くは副菜の野菜などから摂取しますが，献立を作る上では1g以上/100kcalを目安とします。

5）ナトリウム（食塩相当量）

高血圧症であれば1日のナトリウム摂取量は2,300mg（食塩相当量6g）程度に控えることが大切です。

ナトリウム（mg）から食塩相当量（g）を割り出すときは「ナトリウム（mg）×2.54÷1,000＝食塩相当量（g）」の式で換算します。

3 食事療法のすすめ方

食事療法を実践するには患者さんを中心に家族，そして医師や栄養士などの医療スタッフの心強いサポートが必要です。

〈医師〉

　医師は，まず，患者さん一人ひとりの状況に応じ，1日に必要な食事量（総摂取熱量），炭水化物量，たんぱく質量，脂質量を指示します。また患者さんに対し医師は，食事を含めた生活指導がなぜ必要かを説明することが大切です。

〈栄養士・管理栄養士〉

　医師の指示を受け，患者さんの生活環境を考え，1日に摂取する食品やその量，朝食，昼食，夕食などにどの程度を摂取するかなどの食事相談を行います。また，患者さんにとって食事療法がつらい場合は励ましたり，あるいは上手くいっている場合にはほめてあげることも大切です。

〈看護師・保健師〉

　生活指導全般にわたってきめ細かにサポートします。

〈薬剤師〉

　薬物療法を行っているときいろいろなサポートをします。

〈患者〉

　食事療法を実践する主役です。家族まかせにしないで，常に医師から指示された内容を実践する強い意志と行動力が要求されます。よく協力者まかせの患者さんがいますが，これはいけません。栄養士から教えてもらった食品や量で，美味しく食べられるように想像力と探究心を働かせるようにしましょう。生活指導実践に取り組む強い意志

と行動力を持つようにしましょう。
〈家族〉

　患者さんを常に励まし，支える強いサポーターです。美味しい献立や外食の上手な利用法なども患者さんとともに考えるようにします。

4 食品選択と食品交換表のポイント

1) 食品交換表を理解するポイント

(1) 医師から指示された1日の必要摂取熱量をよく覚えておきましょう。
(2) 熱量以外に食事で注意したいこと（たんぱく質，脂質，食塩，コレステロールなど）をしっかりメモしておきましょう。
(3) 日常よく食べる食品が主食，主菜，副菜，油のどこに記載されているかを覚えておきましょう（P.35 〜 36 表 3 − 1 〜 4 参照）。

2) 食品のグループ分け

(1) 食事に必要な総熱量のうち 50 〜 70％を主食で補給します。そのうちの 50％近くをごはん，食パン，うどん，そばなどから摂取します。主食に使用する食品は 100kcal 当たりの炭水化物熱量が 40 〜 50％以上のものを目安とします。
(2) 主菜は，魚，肉，大豆，卵を使用した料理で 100 kcal 当たりでたんぱく質を 25 kcal 以上を含んだ食品を主菜と考えます。

(3) 副菜は,野菜,果物,乳製品に分けて考えます。そのほか,きのこ類,海藻類の1回の使用量の熱量は1～5kcalですが,熱量当たりのビタミン,ミネラル,食物繊維の補給にすぐれた食品です。
(4) 脂質の総熱量は,食品中に含まれる脂質と,調理に使用する油の熱量の合計で判断することが重要です。

5 治療食の食事例

ここでの食事例は,医師から食事量として指示された1日の摂取熱量に対し,主食,主菜,副菜,そして脂質でどの程度,摂取したらよいかを1,600kcal治療食を例にわかりやすく示したものです(P.42表3－5参照)。

さらに以下のステップ1～3を参考に患者さんと一緒に1日の食事プランをデザインしてみてください(P.46表3－6)。

<1,600kcal治療食を例にした賢い展開の仕方>

たんぱく質240kcal(15％,60g),脂質400kcal(25％,44.4g)

1) ステップ1

1日の食事(熱量)を主食,主菜,副菜,油に適正配分します。
(1) 1日の食事の1/2,800kcalを主食に配分。
(2) 1日の食事の1/4,400kcalを主菜に配分。

(3) 1日の食事の残りのうち，300kcal が副菜となる。

①副菜の 100kcal は野菜とし，このうち緑黄色野菜で1皿（80〜100g, 25kcal），淡色野菜で2皿（1皿 80〜100g, 25kcal），具沢山の味噌汁1杯（25kcal）とします。

②副菜の 100kcal は乳製品。

③残りの 100kcal は果物。

(4) 最後に調理用油，大さじ1杯（100kcal）を使用。

これで，主食，主菜，副菜，油に配分され，その合計も 1,600 kcal となります。

2) ステップ2

主食，主菜，副菜，油を朝，昼，夕に配分し，具体的なメニューにします。

(1) 主食

主食の 800kcal は朝食 200kcal，昼食，夕食にそれぞれ 300kcal を配分します。

(2) 主菜

主菜の 400kcal は朝食に卵 100 kcal，昼食に魚 100 kcal，大豆製品 50 kcal，そして夕食に肉 100 kcal，豆腐 50 kcal を配分します。

(3) 副菜

野菜の 100kcal は朝食の副菜に 25kcal，味噌汁 25kcal，昼食 25kcal，夕食 25kcal を配分します。また乳製品の 100kcal は朝食に，果物の 100kcal は昼食 50kcal，夕食 50kcal に配分します。

(4) 調理用油

油の 100kcal は朝食 25 kcal，昼食 25 kcal，夕

表3-5 1日の総摂取熱量 1,600kcal【1日の食事記録(例示)】

☀ 朝食の熱量配分　500kcal

- 副菜1　こまつなのごま和え（25kcal）
- 主菜　目玉焼き（1個）（100kcal）　調理用油 25kcal　レタス・トマト
- 主食　ごはん（200kcal）
- 副菜2　低脂肪牛乳 1カップ（100kcal）
- 味噌汁　味噌（25kcal）　豆腐（25kcal）

主食	200kcal
主菜	125kcal
（卵・豆腐）	
副菜	150kcal
油	25kcal
合計	500kcal

☀ 昼食の熱量配分　600kcal

- 副菜1　野菜（25kcal）　ドレッシング油（25kcal）
- 主菜　煮魚（子持ちかれい）（100kcal）　付・焼き豆腐 50kcal・長ねぎ
- 主食　ごはん（300kcal）
- 副菜2　りんご（100kcal）

主食	300kcal
主菜	150kcal
（魚・豆腐）	
副菜	125kcal
油	25kcal
合計	600kcal

間食　0 kcal

🌙 夕食の熱量配分　500kcal

- 副菜1　高野豆腐とたけのこの煮物（25kcal）
- 主菜　豚肉のしょうが焼き（100kcal）　調理用油 50kcal　きゃべつ・パセリ
- 主食　ごはん（300kcal）
- 副菜2　大豆もやしのお浸し（25kcal）

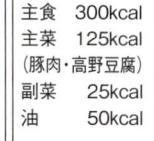

主食	300kcal
主菜	125kcal
（豚肉・高野豆腐）	
副菜	25kcal
油	50kcal
合計	500kcal

食に 50 kcal を配分します。

(5) 朝食・昼食・夕食・間食の小計と 1 日の合計をチェック

　主食，主菜，副菜の総摂取熱量を 3 食に配分したら，各食品の目安熱量になっているかを確認します。また朝食，昼食，夕食の熱量配分を小計し，3 食の熱量配分が適正かチェックします。

3）ステップ 3

●具体的な熱量配分

(1) 主食の具体的な熱量配分

　主食の 100kcal は「ごはん中茶碗 1/2 杯，60g（たんぱく質 6kcal，脂質 1kcal，炭水化物 93kcal）」，あるいは「食パン 1 枚 /10 枚切り /1 斤，38g，（たんぱく質 14kcal，脂質 15kcal，炭水化物 71kcal）」となります。

　主食が「ごはん」であれば，朝食中茶碗 1 杯（120g，200kcal），昼食，夕食でそれぞれ中茶碗 1 杯半（180g，300kcal）となります。

　なお，主食にパン類などを選択するときは，含まれる脂質や食塩相当量に注意が必要です。

(2) 主菜の具体的な熱量配分

　主菜の 400kcal は魚介類，大豆製品，肉類，卵類からそれぞれ 100kcal を摂取するよう食品を選択します。また，1 回のたんぱく質量から，主食，副菜のたんぱく質量を減じた残りが主菜で摂取する量と考えます。

①魚介類の選択条件

　魚介類のエネルギー源は脂質とたんぱく質で構成されます。脂質が多いとたんぱく質が少なく，食品重量は軽く「カサ」の少ない食品となり，食欲を満足させにくくするため，とり過ぎないよう注意が必要です。逆にたんぱく質が多いと食品重量が増え，カサのある食品となります。なお，魚介類の脂質はn－3系脂肪酸を多く含むため，肉類より積極的に摂取するようにします。

②肉類の選択条件

　魚介類と同じく，肉類のエネルギー源は脂質とたんぱく質で構成されます。脂質が多いとたんぱく質が少なく，食品重量は軽く「カサ」の少ない食品となるため，とり過ぎないよう注意が必要です。脂質には飽和脂肪酸を多く含むので過剰に摂取しないようにします。

　なお，豚肉は牛肉や鶏肉に比べ熱量当たりのビタミンB_1含有量が4倍もありビタミンB_1摂取には有利です。

③卵類の選択条件

　卵には規格がありL玉1個が100kcal，M玉1個が75kcal，S玉1個が50kcalを目安と考えています。卵はコレステロールを多く含みますが，1個そのままを使用するのでなく，卵とじなど料理法で工夫するようにします。

④大豆製品の選択条件

　大豆製品の場合，木綿豆腐1/2丁，糸引き納

豆1パックがそれぞれ100kcalに当たります。なお、見た目からはわかりませんが、豆腐は50％が脂質です。

ただし、その脂肪酸はn－6系脂肪酸ですので、毎日摂取するようにしましょう。

(3) 副菜の具体的な熱量配分

①野菜

副菜は野菜を主材とし、そのエネルギー源は炭水化物となります。ただしビタミン、ミネラルの補給源として大切です。とくにカロテンを豊富に含む緑黄色野菜と、それ以外の淡色野菜とを効率よく組み合わせて摂取するようにします。

1日の摂取量の目安は100kcal（300～350g）とし、緑黄色野菜25kcal（100～120g）、淡色野菜75kcal（250～300g）を目安に配分します。

なお100kcal当たりの重量が200g以下の食品は炭水化物を多く含むので摂取量に注意が必要です。

②乳製品

乳製品のうち100kcal当たりで脂質熱量が50％以上の食品は摂取量に注意します。なお、1日の摂取熱量が1,400kcal以下の食事例では、乳製品を「総合栄養食品」などに変更することもあります。

③果物

果物のエネルギー源は、「アボカド」のように脂質の多いものを除き、その多くが炭水化物（果糖）です。1日の摂取量は100kcal（りんご小1個）

表3-6　1日の総摂取熱量　　　　kcal　　月　　日（ ）

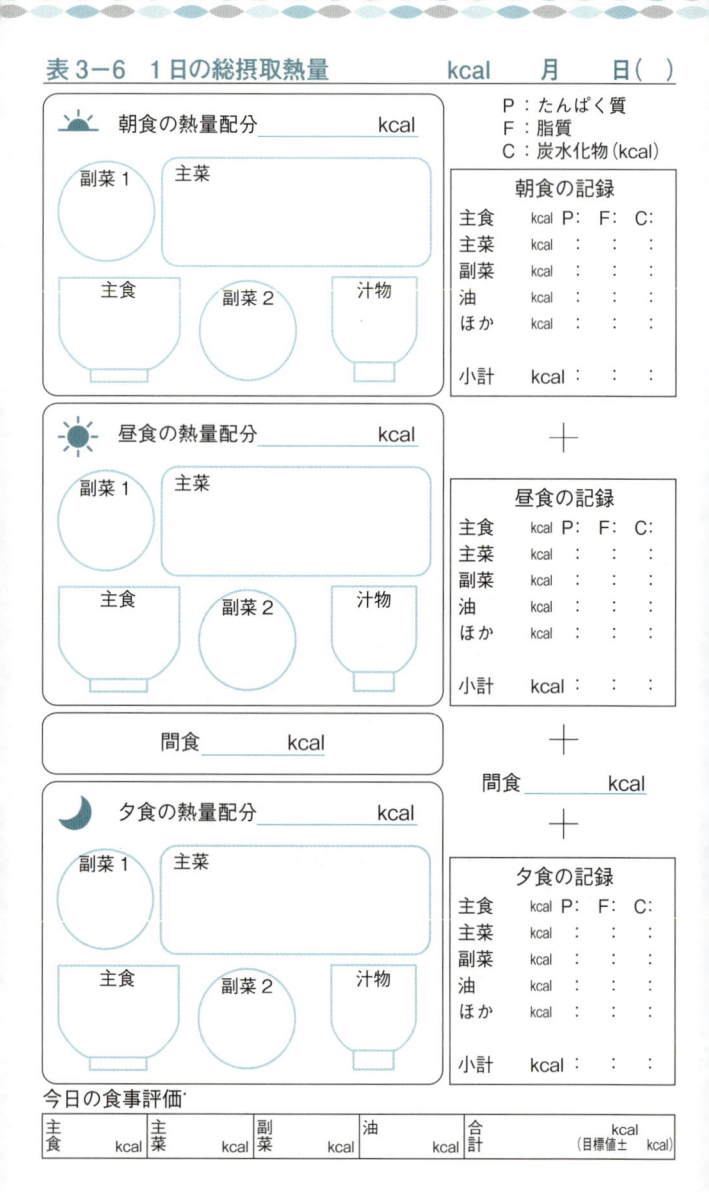

P：たんぱく質
F：脂質
C：炭水化物（kcal）

☀ 朝食の熱量配分_____kcal

副菜1	主菜	
主食	副菜2	汁物

朝食の記録

主食	kcal	P:	F:	C:
主菜	kcal	:	:	:
副菜	kcal	:	:	:
油	kcal	:	:	:
ほか	kcal	:	:	:
小計	kcal	:	:	:

＋

☀ 昼食の熱量配分_____kcal

副菜1	主菜	
主食	副菜2	汁物

昼食の記録

主食	kcal	P:	F:	C:
主菜	kcal	:	:	:
副菜	kcal	:	:	:
油	kcal	:	:	:
ほか	kcal	:	:	:
小計	kcal	:	:	:

＋

間食_____kcal

＋

🌙 夕食の熱量配分_____kcal

副菜1	主菜	
主食	副菜2	汁物

夕食の記録

主食	kcal	P:	F:	C:
主菜	kcal	:	:	:
副菜	kcal	:	:	:
油	kcal	:	:	:
ほか	kcal	:	:	:
小計	kcal	:	:	:

今日の食事評価：

主食	主菜	副菜	油	合計	
kcal	kcal	kcal	kcal		kcal（目標値± kcal）

以下を目安に摂取します。

(4) 脂質の具体的な熱量配分

　脂質は1日の食事（熱量）の20〜25％を目安とします。1,600kcalの20％は320kcalとなり，これは食品中の脂質と調理用油の合計です。ここでは調理用油に100kcalを配分します。その具体的な分量は「大さじ1杯＝小さじ4杯」となります。残りの220kcalは食品に含まれる脂質となります。

　調理用油の配分としては，朝食小さじ1杯（25kcal），昼食に小さじ2杯（50kcal），夕食小さじ1杯（25kcal）とします。なお天ぷらなどの揚げ物のときには調理用油を200kcalに増やし，その分，食品からの摂取脂質量を減らします。

6 外食・ファストフード

1）外食

　お店によって使用する食材や使用量が異なります。先ずお店で表示してある栄養成分組成を目安とします。栄養成分の優先順位は総熱量，たんぱく質，脂質，食塩などになります。

(1) 1食当たりの熱量の目安は1日の食事量の1/3量±50kcalとします。
(2) たんぱく質は食事摂取熱量の13〜20％を目安とします（腎臓の機能低下が見られるときは8％程度とする場合もあります）。

(3) 脂質は食事摂取熱量の 20 〜 25（場合によっては 30）％を目安にします。

(4) たんぱく質や脂質，炭水化物量の表示単位が g のときは，たんぱく質，炭水化物 1g × 4 ＝たんぱく質，炭水化物の熱量（kcal），脂質 1g × 9 ＝脂質の熱量（kcal）に変換できます。

(5) 総熱量とたんぱく質，脂質，炭水化物の合計熱量が同じにならないときは，お店で確認します。また炭水化物で調整し同じにすることもあります。

(6) 食塩量が指示されているときは，1 日の 1/3 を目安とします。

(7) 通常の食事に比べ副菜の摂取量が少ないと感じたときは，必ず 1 皿副菜をプラスする努力が必要です。

(8) 外食の 1 食当たりの栄養成分と同時に，100kcal 当たりの栄養成分表示を附記すると食品と同じに対比して考えることができます。

2）ファストフード（市販食品）

(1) 市販食品のたんぱく質や脂質も熱量の単位（kcal）に換算して考えます。

(2) 市販食品も 1 袋（1 包装）当たりの栄養成分表示に，100kcal 当たりの栄養成分表示を附記すると食品と同じに対比して考えることができます。

(3) 市販食品の大袋を 1 包装 100kcal 当たりの小

袋にするなどの工夫でごはんやもちなどの適量摂取が可能になり，過剰摂取防止にも役立ちます。

7 付録

1）食事の GL

最近，インスリン感受性の低い人や食後のインスリン分泌の多い人向けに，高脂肪食や GL の低い食事による減量効果が報告されています（P.16 参照）。本表では，糖質 50g の市販のごはん（147g, 総熱量 222kcal）の GI を 100 として，各食品の GI および 100kcal 当たりの GL を表示しています（P.107 参照）。

2）逆引き栄養成分表（ベスト 50）

食品栄養学では食品重量に含まれる栄養成分の含有量に基づき，各食品を評価してきました。しかし，この方法では食品重量を一定にしても熱量が異なるため，熱量から見た栄養評価には不向きです。

本書では，該当する栄養素の選択を容易にするため 10kcal 当たりで表示し，栄養素の多い順にベスト 50 を掲載しました。栄養指導の参考資料として活用してください（P.113 参照）。

3）トランス脂肪酸含有量

トランス脂肪酸を多く摂取すると LDL －コレステロールが上昇し，心筋梗塞のリスクが高

くなるといわれています。そこで本書では100 kcal当たりのトランス脂肪酸含有量を示し，食事の際のトランス脂肪酸摂取量の目安としました（P.129参照）。

Ⅳ章

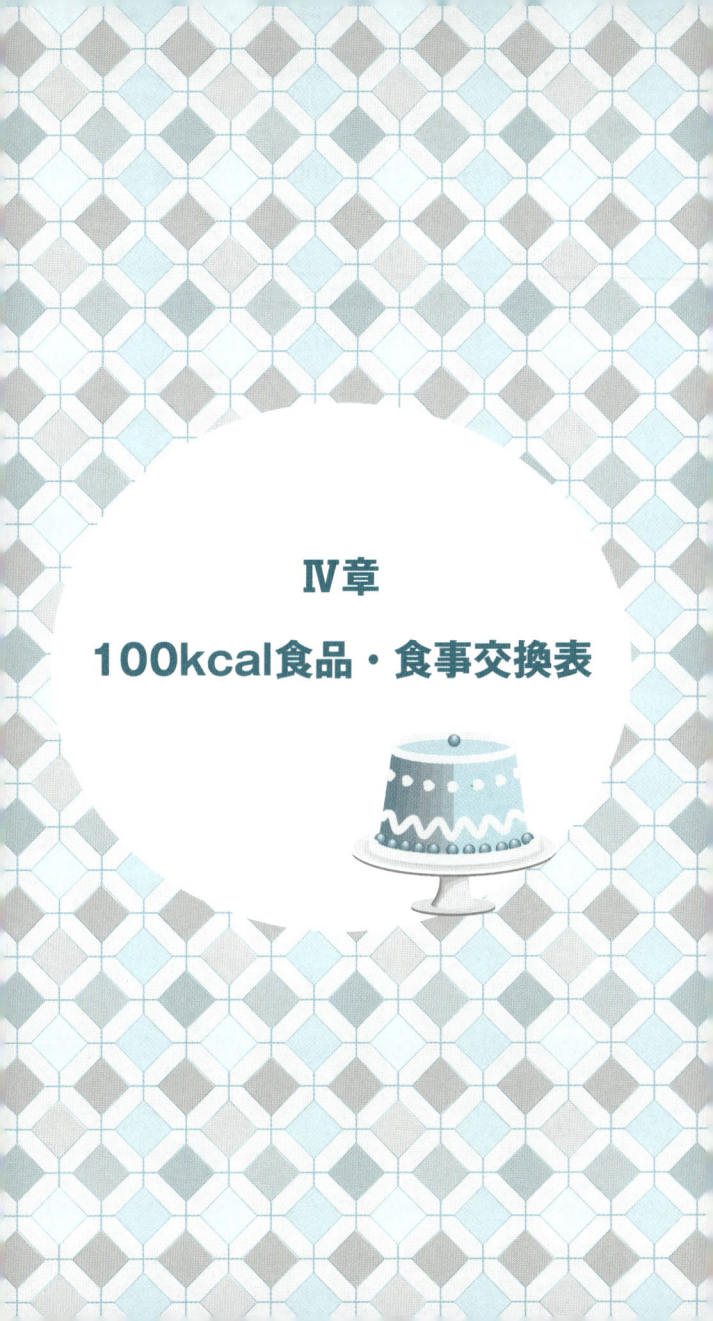

100kcal食品・食事交換表

● 100kcal 食品交換表

　この食品交換表では,「100kcal」を共通のものさしとして考える方法を採用し,栄養バランスを簡単に理解できるよう下記の工夫がされています。

① 1日に必要な栄養素を簡単に選択できるよう食品を主食,主菜,副菜,油脂類に分けてあります。

② 100kcalの食品に含まれる炭水化物,たんぱく質,脂質をkcalで表示することで,三大栄養素の栄養バランスを熱量比で表し,誰でも簡単に理解できるようにしてあります(各表とも食品重量は100kcal当たりの重量)。

100kcal食品交換表【主食】

1日の総摂取熱量の50%以上が目安

主食は，からだに必要な熱量を，炭水化物（でんぷんなど）で補給する食品のことです。食品100kcal当たりの熱量比40%以上を炭水化物で占める食品を便宜上「主食」と呼び，食事の区別とします。

分類	食品	目安	食品重量	たんぱく質	脂質	炭水化物	食物繊維総量（FD）	脂肪酸 飽和（SFA）	脂肪酸 多価 n-3	脂肪酸 多価 n-6	鉄分	食塩相当量
			(g)	(%・kcal)			(g)	(g)			(mg)	(g)
	食事摂取基準(2010年版)目安	100kcal当たり		10	20~25	50~70	0.9	0.5~0.78	0.09	0.45	0.6	0.4未満

❶ 穀類

1-1 そのまま食べられる主食（もちを含む）

分類	食品	目安	食品重量	たんぱく質	脂質	炭水化物	食物繊維総量	飽和	n-3	n-6	鉄分	食塩相当量
主食	めし・玄米	中茶碗1/2杯	61	6	5	89	0.8	0.14	0.01	0.19	0.4	0
	めし・はいが精米	中茶碗1/2杯	60	6	3	91	0.5	0.10	0.01	0.12	0.1	0
	もち		43	7	3	90	0.3	0.11	0	0.12	0.1	0
	赤飯		53	8	2	90	0.9	0.06	0.01	0.07	0.2	0
	五分かゆ・精白米		278	4	0	92	0.3	0.08	0	0.08	0	0
	めし・精白米	中茶碗1/2杯	59	6	1	93	0.2	0.06	0	0.06	0	0
	おにぎり	中1/2個	56	6	1	93	0.2	0.06	0	0.06	0.1	0.3
	全かゆ・精白米		141	6	1	93	0.1	0.04	0	0.04	0	0
	焼きおにぎり	中1/2個	55	7	1	92	0.2	0.06	0	0.06	0.1	0.6
	おもゆ・精白米		478	6	0	94	0	0	0	0	0	0
	クロワッサン	1/3個	22	7	54	39	0.4	2.02	0.06	0.53	0.1	0.3
	デニッシュペストリー		25	7	47	46	0.4	1.25	0.11	1.50	0.2	0.3
	チョココロネ		33	7	35	58	0.4	1.30	0.06	0.79	0.1	0.2
	クリームパン	1/2個	33	14	32	54	0.4	1.13	0.05	0.43	0.3	0.3
	ロールパン	1個	32	13	26	61	0.6	0.97	0.03	0.25	0.2	0.4
	ジャムパン	1/2個	34	9	18	73	0.6	0.66	0.02	0.17	0.2	0.3
	あんパン	1/2個	36	11	17	72	1.0	0.64	0.02	0.17	0.4	0.3

分類	食品	目安	食品重量 (g)	たんぱく質 (%・kcal)	脂質 (%・kcal)	炭水化物 (%・kcal)	食物繊維総量 (FD) (g)	脂肪酸 飽和 (SFA) (g)	脂肪酸 多価 n-3 (g)	脂肪酸 多価 n-6 (g)	鉄分 (mg)	食塩相当量 (g)
	食事摂取基準 (2010年版) 目安	100kcal 当たり		10	20~25	50~70	0.9	0.5~0.78	0.09	0.45	0.6	0.4 未満
主食	食パン	1枚/10枚切り/1斤	38	14	15	71	0.9	0.50	0.03	0.37	0.2	0.5
	イングリッシュマフィン		44	14	14	72	0.5	0.53	0.02	0.14	0.4	0.5
	コッペパン	1/3個	38	13	13	74	0.8	0.43	0.02	0.32	0.4	0.5
	ぶどうパン	1枚	37	12	12	76	0.8	0.44	0.01	0.12	0.3	0.4
	ナン		38	16	12	72	0.8	0.20	0.07	0.31	0.4	0.5
	ライ麦パン	1枚	38	13	7	80	2.1	0.13	0.03	0.29	0.5	0.5
	フランスパン	1切れ	36	13	4	83	1.0	0.11	0.01	0.23	0.3	0.6
	コーンフレーク		26	8	4	88	0.6	0.09	0.01	0.19	0.2	0.6
	そば・ゆで	1/3玉	76	15	7	78	1.5	0.16	0.02	0.30	0.6	0
	蒸し中華めん	1/3玉	50	12	7	81	1.0	0.20	0.02	0.41	0.2	0.2
	干しそば・ゆで		88	17	6	77	1.3	0.13	0.02	0.25	0.8	0.1
	沖縄そば・ゆで		68	15	5	80	1.0	0.12	0.02	0.27	0.3	0.3
	マカロニ・スパゲッティ・ゆで	1/2カップ	67	15	5	80	1.0	0.14	0.01	0.20	0.4	0.4
	うどん・ゆで	1/3玉	95	11	3	86	0.8	0.09	0.01	0.18	0.2	0.3
	干しうどん・ゆで		79	11	3	86	0.6	0.09	0.01	0.19	0.2	0.4
	そうめん・ひやむぎ・ゆで		79	12	3	85	1.2	0.12	0.01	0.20	0.3	0.2
	中華めん・ゆで		67	14	3	82	1.9	0.11	0.02	0.19	0.2	0.1
	干し中華めん・ゆで		71	13	3	84	1.1	0.08	0.01	0.17	0.1	0.1

1-2 加工して食べられる主食

食品	目安	食品重量 (g)	たんぱく質	脂質	炭水化物	食物繊維総量	飽和	n-3	n-6	鉄分	食塩相当量
玄米	1/5カップ	29	7	6	87	0.9	0.18	0.01	0.25	0.6	0
はいが精米		28	7	5	88	0.4	0.16	0.01	0.19	0.3	0
精白米	1/5カップ	28	7	2	91	0.1	0.08	0	0.08	0.2	0
アルファ化米		26	6	2	92	0.2	0.06		0.06	0.1	0
中華スタイル即席カップめん・油揚げ		22	10	40	50	0.5	1.95	0.02	0.49	0.3	1.5
和風スタイル即席カップめん・油揚げ		22	10	40	50	0.4	2.01	0.03	0.48	0.2	1.5
焼きそば・油揚げ		23	8	39	53	0.6	1.23	0.05	0.61	0.3	0.9
即席中華めん・油揚げ		22	9	38	53	0.5	1.85	0.02	0.46	0.3	1.2

分類	食品	目安	食品重量 (g)	たんぱく質 (%・kcal)	脂質 (%・kcal)	炭水化物 (g)	食物繊維総量(FD) (g)	脂肪酸 飽和(SFA) (g)	脂肪酸 多価 n-3 (g)	脂肪酸 多価 n-6 (g)	鉄分 (mg)	食塩相当量 (g)
	食事摂取基準(2010年版)目安	100kcal当たり		10	20~25	50~70	0.9	0.5~0.78	0.09	0.45	0.6	0.4未満
主食	オートミール	大さじ4杯	26	12	13	75	2.5	0.35	0.03	0.54	1.0	0
	ピザクラスト		37	14	10	76	0.9	0.18	0.05	0.46	0.5	0.5
	プレミックス粉・ホットケーキ用	大さじ3杯	27	8	10	82	0.5	0.34	0.01	0.25	0.1	0.3
	強力粉・全粒粉		30	14	7	79	3.4	0.16	0.03	0.41	0.9	0
	薄力粉・1等		27	9	4	87	0.7	0.11	0.01	0.22	0.2	0
	中力粉・1等		27	11	4	85	0.8	0.11	0.01	0.24	0.2	0
	強力粉・1等		27	14	4	82	0.7	0.11	0.01	0.24	0.3	0
	即席中華めん・油揚げ味付け		22	9	34	57	0.6	1.64	0.01	0.49	0.2	1.4
	中華スタイル即席カップめん・非油揚げ		29	11	17	72	0.8	0.48	0.04	0.36	0.3	2.0
	即席中華めん・非油揚げ	1/3玉	28	12	13	75	0.6	0.35	0.03	0.41	0.2	1.9
	そば・生		36	14	6	80	1.0	0.15	0.01	0.28	0.5	0
	干しそば・乾		29	16	6	78	1.1	0.14	0.01	0.27	0.8	0.6
	そば粉・中層粉	大さじ3杯	28	11	6	83	1.2	0.15	0.01	0.23	0.8	0
	マカロニ・スパゲティ・乾	1/2カップ	26	15	5	80	0.7	0.13	0.02	0.28	0.4	0
	中華めん・生		36	13	4	83	0.7	0.10	0.01	0.21	0.2	0.4
	ビーフン	1/10袋	27	7	4	89	0.2	0.14	0.01	0.14	0.2	0
	手延そうめん 手延ひやむぎ・乾		29	12	4	84	0.5	0.10	0.01	0.21	0.2	1.7
	そうめん・ひやむぎ・乾	小1束	28	12	3	85	0.7	0.07	0.01	0.15	0.2	1.1
	干しうどん・乾		29	11	3	86	0.7	0.07	0.01	0.15	0.2	1.2
	うどん・生		37	10	2	88	0.4	0.05	0.01	0.11	0.1	0.9
	ひえ・精白粒		27	10	8	82	1.2	0.23	0.02	0.37	0.4	0
	あわ・精白粒		27	11	6	83	0.9	0.17	0.02	0.27	1.3	0
	きび・精白粒		28	12	4	84	0.5	0.11	0.01	0.17	0.7	0
❷ いも類												
	フライドポテト		42	5	40	55	1.3	0.49	0.30	1.52	0.3	0
	板こんにゃく・生いも		1379	3	6	91	41.4	0.19	0.06	0.33	8.3	0

分類	食品	目安	食品重量	たんぱく質	脂質	炭水化物	食物繊維総量 (FD)	脂肪酸 飽和 (SFA)	脂肪酸 多価 n-3	脂肪酸 多価 n-6	鉄分	食塩相当量
			(g)	(%・kcal)			(g)	(g)			(mg)	(g)
	食事摂取基準 (2010年版)目安	100kcal 当たり		10	20~25	50~70	0.9	0.5~0.78	0.09	0.45	0.6	0.4未満
	やつがしら・生	1/3個	103	9	6	85	2.9	0.10	0.03	0.17	0.7	0
	じねんじょ・生		82	6	5	89	1.6	0.08	0.02	0.14	0.7	0
	ながいも・生		155	9	4	87	1.5	0.06	0.02	0.11	0.6	0
	きくいも・生		287	11	3	86	5.7	0.08	0.02	0.14	0.6	0
	さつまいも・蒸し切干	中3枚	33	3	2	95	1.9	0.03	0.01	0.05	0.7	0
	さつまいも・生	中1/2本	76	3	1	96	1.7	0.02	0.01	0.04	0.5	0
	さといも・生	中8個	173	7	1	92	4.0	0.02	0	0.05	0.9	0
	じゃがいも・生	中1個	131	6	1	93	1.7	0.01	0.01	0.01	0.5	0
	くずきり・ゆで		74	0	1	99	0.6	0.01	0	0	0.3	0
主食	はるさめ・りょくとう・乾		29	0	1	99	1.1	0.01	0	0	0.3	0
	さつまいも・焼き	中1/2本	61	2	1	97	2.2	0.02	0.01	0.03	0.4	0
	さといも・冷凍		139	9	0	90	2.8	0.02	0.01	0.04	0.8	0
	乾燥マッシュポテト		28	5	0	94	1.8	0.01	0.01	0.01	0.9	0.1
	やまといも・生		81	10	1	89	2.0	0.02	0.01	0.05	0.4	0
	板こんにゃく・精粉		2083	4	0	96	45.8	0	0	0	8.3	0
	しらたき		1563	6	0	94	45.3	0	0	0	7.8	0
	でんぷん・じゃがいも	大さじ3杯	30	0	0	100	0	0	0	0	0.2	0
	くずきり・乾		28	0	0	100	0.3	0.01	0	0.01	0.5	0
	でんぷん・くず		29	0	0	100	0	0.01	0	0	0.6	0
	はるさめ・普通・乾		29	0	0	100	0.4	0.01	0	0.01	0.3	0

100kcal食品交換表【主菜】

1日の総摂取熱量の 13 〜 20％が目安

　主菜とは，魚，肉，大豆，卵を使用した料理で，100kcal 当たりのたんぱく質が熱量比で 25％以上を占める食品を便宜上主菜と考えます。主菜の肉類や魚類の多くは，そのエネルギー源がたんぱく質と脂質です。表中の小中大の目安は，小1切れを 40 〜 60g，中1切れを 60 〜 80g，大1切れを 80 〜 100g とします。主菜の場合，脂質量が多いと食品重量は軽くなり，逆にたんぱく質量が多いと重くなります。

(1) 魚介類
・目的はたんぱく質補給なのでたんぱく質の熱量比に注目する。
・脂質が多くてもn−3系を多く含んでいる。
・コレステロールを控えるときはコレステロール値 90mg（100kcal当たり）以上の食品に注意する。
・加工品の塩分に注意する。

(2) 肉類
・目的はたんぱく質補給なのでたんぱく質の熱量比に注目する。
・脂質には飽和脂肪酸が多いので，とり過ぎに注意する。
・豚肉のビタミンB_1は100kcal当たり，牛肉の4倍含まれる。
・コレステロールを控えるときはコレステロール値

90mg（100kcal当たり）以上の食品に注意する。
- ただしLDL－コレステロールの低下には，食品中のコレステロールよりも飽和脂肪酸を制限した方が有効なことから，飽和脂肪酸の制限が第一に推奨される。
- ひき肉類やベーコン，ソーセージ類は脂質熱量が高いので注意して選択する。

(3) 大豆製品
- 大豆を使用した加工食品（豆腐など）でも，たんぱく質よりも脂質の熱量比が高いことを理解しておく。
- 大豆加工食品は主菜の中では最もカルシウムが多く含まれている。

(4) 卵
- 卵には鶏卵，うずら卵，あひるの卵などがあるが，多くは鶏卵が使用される。
- 鶏卵には大きさの規格があり，「L玉1個100kcal」「M玉1個75kcal」「S玉1個50kcal」を目安とする。
- 卵のたんぱく質は必須アミノ酸が多く，ほかの食材との組み合わせもよい。
- 利用法は全卵，卵黄，卵白といろいろ使い分けて使用する。
- コレステロールを控えるときは使用量や卵黄の量を減らし調理する。

分類	食品	目安	食品重量 (g)	たんぱく質 (%・kcal)	脂質 (%・kcal)	炭水化物 (g)	食物繊維総量 (FD) (g)	脂肪酸 飽和 (SFA) (g)	脂肪酸 多価 n-3 (g)	脂肪酸 多価 n-6 (g)	鉄分 (mg)	食塩相当量 (g)
	食事摂取基準 (2010年版)目安	100kcal 当たり		10	20~25	50~70	0.9	0.5~0.78	0.09	0.45	0.6	0.4 未満

❶ 魚介類

1-1 魚類・生（味付けなし）

分類	食品	目安	食品重量 (g)	たんぱく質 (%・kcal)	脂質 (%・kcal)	炭水化物 (g)	食物繊維総量 (g)	飽和 (g)	n-3 (g)	n-6 (g)	鉄分 (mg)	食塩相当量 (g)
	マジェランあいなめ生・メロ・ぎんむつ		37	21	79	0	0	1.53	0.37	0.11	0	0.1
	たいせいようさば・生		31	22	77	1	0	1.32	1.80	0.21	0.3	0.1
	みなみまぐろ・脂身・生		28	24	76	0	0	1.64	1.42	0.18	0.2	0
	ぎんだら・生	小1切れ	46	25	75	0	0	1.45	0.49	0.10	0.1	0.1
	さんま・生	1/3尾	32	25	75	0	0	1.36	1.27	0.17	0.5	0.1
	くろまぐろ・脂身・生		29	25	75	0	0	1.72	1.69	0.17	0.5	0.1
	たちうお・生	小1切れ	38	26	74	0	0	2.19	1.18	0.16	0.1	0.1
	うなぎ・白焼き		30	26	73	1	0	1.99	0.69	0.23	0.3	0.1
	うなぎ・養殖・生		39	28	71	1	0	1.62	0.95	0.15	0.2	0.1
	ぶり・はまち・養殖・生	小1切れ	39	33	67	0	0	1.56	1.42	0.29	0.4	0
	にしん・生	小1切れ	46	34	66	0	0	1.38	0.99	0.12	0.5	0.1
主菜	さんま・焼き		33	35	65	0	0	1.15	0.99	0.14	0.7	0.1
	たいせいようさけ・養殖・生		42	36	64	0	0	1.33	1.37	0.23	0.1	0
	ぶり・成魚・生	小1切れ	39	35	64	0	0	1.72	1.30	0.14	0.5	0.1
	たいせいようさけ・養殖・焼き		34	36	64	0	0	1.34	1.33	0.22	0.1	0
	むつ・生	小1切れ	53	37	63	0	0	0.89	0.33	0.08	0.3	0.1
	まさば・水煮		40	38	61	1	0	1.70	0.76	0.16	0.5	0.1
	まいわし・生	小1尾	46	38	60	2	0	1.77	1.45	0.19	0.8	0.1
	ぎんざけ・養殖・生	小1切れ	49	40	59	1	0	0.43	1.25	0.18	0.1	0.1
	かたくちいわし・生		52	40	59	1	0	1.98	1.17	0.15	0.5	0.1
	まながつお・生		57	41	59	0	0	2.17	0.70	0.16	0.2	0.2
	まさば・焼き		37	40	59	1	0	1.67	0.78	0.16	0.6	0.1
	あゆ・養殖・焼き	中1尾	42	40	59	1	0	1.42	0.48	0.34	0.8	0.1
	ぎんざけ・養殖・焼き		39	41	58	1	0	0.43	1.27	0.18	0.2	0.1
	まだい・養殖・焼き		44	43	57	0	0	1.44	1.12	0.28	0.1	0

分類	食品	目安	食品重量 (g)	たんぱく質 (%・kcal)	脂質 (%・kcal)	炭水化物 (%・kcal)	食物繊維総量 (FD) (g)	脂肪酸 飽和 (SFA) (g)	脂肪酸 多価 n-3 (g)	脂肪酸 多価 n-6 (g)	鉄分 (mg)	食塩相当量 (g)
	食事摂取基準 (2010年版) 目安	100kcal 当たり		10	20~25	50~70	0.9	0.5~0.78	0.09	0.45	0.6	0.4 未満
	まさば・生	小1切れ	49	43	56	1	0	1.63	0.76	0.15	0.5	0.2
	こい・養殖・生		58	44	56	0	0	1.18	0.62	0.43	0.3	0.1
	あなご・生	中1尾	62	45	55	0	0	1.41	0.88	0.13	0.5	0.2
	いぼだい・生	中1切れ	67	46	54	0	0	1.50	0.64	0.17	0.3	0.1
	きんめだい・生	中1切れ	62	47	53	0	0	1.34	0.86	0.14	0.2	0.1
	さわら・生	小1切れ	57	48	52	0	0	1.21	0.93	0.34	0.5	0.1
	まだい・養殖・生	小1切れ	52	47	52	0	0	1.34	1.06	0.33	0.1	0.1
	たいせいようあじ・生		59	49	51	0	0	1.28	0.97	0.11	0.6	0.2
	さわら・焼き		50	49	50	1	0	1.13	0.84	0.12	0.4	0.1
	あゆ・養殖・生	中1尾	66	49	49	2	0	1.61	0.54	0.38	0.5	0.1
	このしろ・生	中4尾	63	50	49	1	0	1.43	0.94	0.05	0.8	0.2
	シルバー・生		65	51	49	0	0	1.21	0.89	0.09	0.4	0.1
	はたはた・生		88	53	47	0	0	0.90	1.19	0.13	0.4	0.4
	いしだい・生		64	53	47	0	0	1.21	0.73	0.18	0.2	0.1
主菜	かます・生	中1尾	68	54	46	0	0	1.41	1.01	0.18	0.2	0.2
	めかじき・生	中1切れ	71	55	45	0	0	1.02	0.57	0.10	0.4	0.1
	いさき・生	中1切れ	79	57	42	1	0	1.29	1.16	0.14	0.3	0.3
	くろだい・生	中1切れ	67	57	42	1	0	1.18	0.59	0.10	0.2	0.1
	子持ちがれい・生	中1切れ	70	59	41	0	0	0.79	1.06	0.09	0.1	0.1
	からふとます・生	中1切れ	65	59	40	1	0	0.80	0.92	0.10	0.3	0.1
	まだい・天然・生	中1切れ	70	61	38	1	0	1.04	0.82	0.12	0.1	0.1
	あゆ・天然・焼き	中1尾	57	64	36	0	0	0.55	0.42	0.07	3.1	0.2
	かつお・秋獲り・生	中1切れ	61	64	35	1	0	0.91	0.95	0.15	1.2	0.1
	はも・生		69	65	35	0	0	0.94	0.87	0.14	0.1	0.1
	にじます・淡水養殖・生	中1切れ	79	66	34	0	0	0.74	0.67	0.32	0.2	0.1
	めじな・生		80	66	34	0	0	0.94	0.67	0.14	0.2	0.2
	やまめ・養殖・生		84	65	34	0	0	0.76	0.61	0.38	0.4	0.1
	すずき・生	大1切れ	81	68	32	0	0	0.84	0.71	0.11	0.2	0.2
	ひらまさ・生	中1切れ	70	67	32	1	0	0.77	0.73	0.10	0.3	0.1
	ほうぼう・生	大1切れ	82	68	32	0	0	0.79	0.60	0.10	0.3	0.2

分類	食品	目安	食品重量 (g)	たんぱく質 (%·kcal)	脂質 (%·kcal)	炭水化物 (%·kcal)	食物繊維総量(FD) (g)	脂肪酸 飽和(SFA) (g)	脂肪酸 多価 n-3 (g)	脂肪酸 多価 n-6 (g)	鉄分 (mg)	食塩相当量 (g)
	食事摂取基準 (2010年版)目安	100kcal 当たり		10	20~25	50~70	0.9	0.5~0.78	0.09	0.45	0.6	0.4 未満
	べにざけ・焼き		56	68	32	0	0	0.60	0.65	0.08	0.3	0.1
	かんぱち・生		78	69	31	0	0	0.87	0.83	0.12	0.5	0.2
	べにざけ・生	中1切れ	73	69	31	0	0	0.59	0.67	0.08	0.3	0.1
	いわな・養殖・生		87	70	30	0	0	0.60	0.49	0.31	0.3	0.1
	めじまぐろ・生	中1切れ	66	70	30	0	0	0.72	0.90	0.11	1.2	0.1
	あまだい・生	大1切れ	88	70	30	0	0	0.71	0.60	0.11	0.3	0.2
	めばる・生		91	70	30	0	0	0.72	0.80	0.07	0.4	0.2
	まあじ・焼き		61	71	29	0	0	0.74	0.72	0.09	0.6	0.2
	ひらめ・養殖・生		80	72	28	0	0	0.67	0.68	0.10	0.1	0.1
	あいなめ・生	1/2尾	88	71	28	1	0	0.67	0.75	0.10	0.4	0.2
	まあじ・生	中1尾	83	72	27	1	0	0.71	0.67	0.08	0.6	0.2
	しらうお・生		131	75	25	0	0	0.44	0.81	0.07	0.5	0.5
	あこうだい・生	大1切れ	108	76	23	1	0	0.25	0.25	0.04	0.3	0.2
	あゆ・天然・生	中1尾	100	77	23	0	0	0.65	0.46	0.08	0.9	0.2
主菜	わかさぎ・生	中7尾	130	79	21	0	0	0.38	0.58	0.12	1.0	0.6
	ひらめ・天然・生	大1切れ	97	82	18	0	0	0.42	0.49	0.08	0.1	0.1
	いとよりだい・生		108	82	17	1	0	0.43	0.41	0.06	0.5	0.2
	しいら・生		93	83	17	0	0	0.46	0.44	0.06	0.3	0.2
	したびらめ・生		104	84	16	0	0	0.35	0.40	0.06	0.3	0.4
	まかじき・生		87	85	15	0	0	0.41	0.38	0.08	0.5	0.2
	ホキ・生		119	85	15	0	0	0.29	0.31	0.04	0.4	0.5
	まがれい・生	中1/2尾	105	87	13	0	0	0.26	0.25	0.06	0.2	0.3
	さより・生	大1尾	105	87	13	0	0	0.27	0.39	0.05	0.3	0.5
	くろまぐろ・赤身・生	中1切れ	80	89	11	0	0	0.20	0.14	0.05	0.9	0.2
	めばちまぐろ・生	大1切れ	92	89	10	1	0	0.23	0.23	0.05	1.3	0.1
	まがれい・焼き		91	89	10	1	0	0.19	0.20	0.07	0.3	0.3
	とびうお・生		105	93	7	0	0	0.16	0.21	0.02	0.5	0.2
	メルルーサ・生		129	93	7	0	0	0.14	0.22	0.01	0.3	0.5
	びんながまぐろ・生		85	94	6	0	0	0.13	0.18	0.03	0.8	0.1
	ふぐ類・まふぐ・生		120	95	5	0	0	0.08	0.13	0.02	0.2	0.2

分類	食品	目安	食品重量 (g)	たんぱく質 (%・kcal)	脂質 (%・kcal)	炭水化物 (%・kcal)	食物繊維総量(FD) (g)	脂肪酸 飽和(SFA) (g)	脂肪酸 多価 n-3 (g)	脂肪酸 多価 n-6 (g)	鉄分 (mg)	食塩相当量 (g)
	食事摂取基準 (2010年版)目安	100kcal 当たり		10	20~25	50~70	0.9	0.5~0.78	0.09	0.45	0.6	0.4未満
	かつお・春獲り・生	中1切れ	88	96	4	0	0	0.11	0.11	0.02	1.7	0.1
	きす・生	7尾	117	95	4	1	0	0.07	0.09	0.02	0.2	0.4
	きはだまぐろ・生		94	96	4	0	0	0.08	0.08	0.03	1.9	0.1
	あんこう・生		172	95	3	2	0	0.03	0.05	0.01	0.3	0.5
	かさご・生		118	96	3	1	0	0.08	0.07	0.02	0.4	0.4
	えい・生		119	96	3	1	0	0.06	0.05	0.02	1.1	0.8
	すけとうだら・生		127	97	2	1	0	0.04	0.08	0	0.5	0.5
	まだら・生		131	97	2	1	0	0.04	0.09	0.01	0.3	0.4
	まだら・焼き		92	98	2	0	0	0.05	0.09	0.01	0.4	0.4
	みなみまぐろ・赤身・生		108	99	1	0	0	0.02	0.01	0	1.9	0.1
	めごち・生		133	98	1	1	0	0.03	0.03	0.01	0.3	0.5
	キングクリップ・生		129	99	1	0	0	0.01	0.03	0	0.4	0.5
1-2 魚類・加工食品												
主菜	いわし・缶詰・油漬		28	23	77	0	0	1.97	0.68	3.19	0.4	0.2
	さば・開き干し		29	23	77	0	0	1.98	1.95	0.18	0.6	0.5
	しめさば		30	23	75	2	0	1.75	1.78	0.24	0.3	0.5
	かつお・缶詰・油漬 フレーク		34	26	74	0	0	1.19	0.68	3.90	0.5	0.5
	まぐろ・缶詰・油漬 フレーク・ホワイト		35	26	74	0	0	1.68	0.19	3.88	0.6	0.2
	まぐろ・缶詰・油漬 フレーク・ライト		38	27	73	0	0	1.26	0.53	4.04	0.5	0.3
	めざし・生		39	30	69	1	0	1.69	1.11	0.12	1.0	1.1
	さんま・開き干し		38	31	69	0	0	1.34	1.36	0.16	0.4	0.5
	うなぎ・かば焼	中1/2串	34	31	64	5	0	1.81	0.98	0.18	0.3	0.4
	身欠きにしん		41	36	64	0	0	1.41	0.69	0.19	0.6	0.1
	さんま・缶詰・味付け		37	28	63	9	0	1.41	1.55	0.18	0.7	0.5
	塩さば	小1切れ	34	38	62	0	0	1.35	1.30	0.17	0.7	0.6
	からふとししゃも・生干し・生		56	37	62	1	0	1.10	0.98	0.11	0.8	0.8
	はたはた・生干し		60	42	58	0	0	1.19	1.33	0.22	0.2	0.8

分類	食品	目安	食品重量 (g)	たんぱく質 (%·kcal)	脂質 (%·kcal)	炭水化物 (%·kcal)	食物繊維総量 (g)	脂肪酸 飽和 (FDA) (g)	脂肪酸 多価 n-3 (g)	脂肪酸 多価 n-6 (g)	鉄分 (mg)	食塩相当量 (g)
	食事摂取基準(2010年版)目安	100kcal当たり		10	20〜25	50〜70	0.9	0.5〜0.78	0.09	0.45	0.6	0.4未満
主菜	めざし・焼き		41	41	58	1	0	1.39	0.83	0.10	1.7	1.5
	いわし・缶詰・かば焼		41	27	58	15	0	1.90	1.75	0.22	0.8	0.6
	さば缶詰・味噌煮		46	30	58	12	0	1.71	1.54	0.24	0.9	0.5
	さば缶詰・水煮		53	46	53	1	0	1.28	1.44	0.16	0.8	0.5
	まあじ・開き干し・焼き	中1尾	45	47	53	0	0	1.47	1.00	0.12	0.4	0.9
	しろさけ・塩ざけ	小1切れ	50	47	52	1	0	1.28	1.21	0.08	0.2	0.9
	まあじ・開き干し・生	中1尾	59	51	49	0	0	1.39	0.94	0.11	0.5	1.0
	ほっけ・開き干し		70	54	46	0	0	0.98	0.89	0.11	0.4	1.2
	からふとます・塩ます		62	55	43	2	0	0.94	0.95	0.09	0.2	3.6
	むろあじ・開き干し・生		64	62	38	0	0	1.03	0.84	0.13	0.9	1.4
	べにざけ・くん製		62	68	32	0	0	0.60	0.68	0.07	0.5	2.4
	干しかれい		85	73	27	0	0	0.62	0.62	0.08	0.1	0.9
	まぐろ・缶詰・水煮フレーク・ホワイト		103	75	23	2	0	0.66	0.64	0.11	1.0	0.7
	しらす干し・半乾燥品		49	83	16	1	0	0.26	0.43	0.03	0.4	3.2
	むろあじ・くさや	中1尾	42	88	12	0	0	0.33	0.27	0.05	1.3	1.7
	まぐろ・缶詰・水煮フレーク・ライト		141	90	9	1	0	0.25	0.21	0.04	0.8	0.7
	なまり節	小1切れ	58	93	6	1	0	0.16	0.10	0.03	2.9	0.1
	でんぶ		36	37	4	59	0	0.06	0.10	0.01	0.5	1.5
	塩だら		154	99	1	0	0	0.02	0.03	0	0.5	3.1
	蒸しかまぼこ		105	51	9	40	0	0.14	0.22	0.01	0.3	2.6
	なると		124	38	4	58	0	0.19	0.09	0.01	0.6	2.5
	かに風味かまぼこ		111	54	5	41	0	0.12	0.12	0.06	0.2	2.5
	焼き抜きかまぼこ		97	63	9	28	0	0.37	0.15	0.03	0.2	2.3
	焼き竹輪		83	40	15	45	0	0.40	0.17	0.43	0.8	1.7
	はんぺん		106	42	10	48	0	0.19	0.08	0.38	0.5	1.6
	魚肉ハム		63	34	38	28	0	1.40	0.13	0.50	0.6	1.5
	さつま揚げ		72	36	24	40	0	0.37	0.22	0.86	0.6	1.4
	魚肉ソーセージ		62	29	40	31	0	1.57	0.06	0.50	0.6	1.3

分類	食品	目安	食品重量 (g)	たんぱく質 (%・kcal)	脂質 (%・kcal)	炭水化物 (%・kcal)	食物繊維総量(FD) (g)	脂肪酸 飽和(SFA) (g)	脂肪酸 多価 n-3 (g)	脂肪酸 多価 n-6 (g)	鉄分 (mg)	食塩相当量 (g)
	食事摂取基準(2010年版)目安	100kcal当たり		10	20~25	50~70	0.9	0.5~0.78	0.09	0.45	0.6	0.4未満
	つみれ		89	43	34	23	0	0.79	0.63	0.12	0.9	1.2
	だて巻		51	30	34	36	0	0.91	0.12	0.52	0.3	0.5
1-3 魚類・臓器・魚卵												
	あんこう・きも・生		22	9	89	2	0	1.85	1.73	0.18	0.3	0.1
	キャビア・塩蔵品		38	40	58	2	0	1.20	0.90	0.21	0.4	1.6
	すじこ		35	43	55	2	0	0.96	2.07	0.12	1.0	1.7
	イクラ		37	48	52	0	0	0.89	1.73	0.10	0.4	0.8
	たらこ・生		71	69	30	1	0	0.51	0.85	0.05	0.4	3.3
	かずのこ・塩蔵・水戻し		112	67	30	3	0	0.58	0.54	0.03	0.4	1.3
	からしめんたいこ		80	67	24	9	0	0.43	0.80	0.06	0.6	4.5
	しらこ		162	87	12	1	0	0.15	0.31	0.03	0.3	0.5
	ふかひれ		29	96	4	0	0	0.05	0.03	0.01	0.6	0.1
1-4 かに, いか, たこ, 貝・生												
	生うに		83	53	36	11	0	0.52	0.61	0.24	0.7	0.5
主菜	ほたるいか・ゆで		96	72	26	2	0	0.35	0.65	0.07	1.1	0.6
	かき・養殖・生		166	46	22	32	0	0.38	0.48	0.07	3.1	2.2
	しじみ・生		197	47	19	34	0	0.26	0.24	0.06	10.5	0.4
	しゃこ・ゆで		102	83	16	1	0	0.26	0.47	0.04	0.8	1.0
	あかいか・生		113	85	15	0	0	0.28	0.32	0.03	0.1	0.6
	ほっきがい・生		137	64	14	22	0	0.14	0.11	0.03	6.0	1.0
	するめいか・生		113	86	13	1	0	0.18	0.31	0.02	0.1	0.9
	はまぐり・生		264	68	12	20	0	0.21	0.24	0.05	5.5	5.3
	やりいか・生		117	87	11	2	0	0.21	0.29	0.01	0.1	0.5
	いいだこ・生		144	89	11	0	0	0.16	0.24	0.04	3.2	0.9
	あさり・生		336	85	9	6	0	0.07	0.10	0.03	12.8	7.4
	ちょうせんはまぐり・生		236	65	9	26	0	0.14	0.14	0.02	12.1	3.1
	まだこ・生		131	91	9	0	0	0.09	0.14	0.03	0.8	0.9
	ずわいがに・ゆで		144	91	8	1	0	0.07	0.23	0.04	1.0	0.9
	ばかがい・生		165	76	8	16	0	0.10	0.10	0.03	1.8	1.3
	まだこ・ゆで		101	93	7	0	0	0.06	0.10	0.02	0.2	0.6

分類	食品	目安	食品重量	たんぱく質	脂質	炭水化物	食物繊維総量(FD)	脂肪酸 飽和(SFA)	脂肪酸 多価 n-3	脂肪酸 多価 n-6	鉄分	食塩相当量
			(g)	(%・kcal)			(g)	(g)			(mg)	(g)
	食事摂取基準 (2010年版)目安	100kcal 当たり		10	20~ 25	50~ 70	0.9	0.5~ 0.78	0.09	0.45	0.6	0.4 未満
主菜	毛がに・ゆで		120	93	6	1	0	0.06	0.16	0.01	0.7	0.7
	たらばがに・ゆで		125	93	6	1	0	0.06	0.15	0.01	0.3	1.0
	くるまえび・養殖・生		103	94	6	0	0	0.08	0.08	0.04	0.5	0.4
	みるがい・水管・生		122	94	5	1	0	0.05	0.05	0.01	4.0	1.0
	いせえび・生		109	96	4	0	0	0.03	0.05	0.02	0.1	1.0
	あかがい・生		135	77	4	19	0	0.04	0.04	0.01	6.7	1.1
	あわび・生		137	74	4	22	0	0.05	0.03	0.03	2.1	1.1
	さざえ・生		112	92	4	4	0	0.06	0.03	0.03	0.9	0.7
	こういか・生		151	95	4	1	0	0.07	0.10	0.01	0.2	1.1
	あまえび・生		115	96	3	1	0	0.03	0.07	0	0.1	0.9
	ブラックタイガー・養殖・生		122	95	3	2	0	0.05	0.05	0.02	0.2	0.5
	とりがい・斧足・生		117	64	3	33	0	0.05	0.04	0	3.4	0.4
	大正えび・生		105	97	3	0	0	0.04	0.04	0.01	0.1	0.5
	ほたてがい・貝柱・生		104	78	1	21	0	0.01	0.01	0	0.2	0.3
	1-5 かに，いか，たこ，貝・加工品											
	なまこ・このわた		157	71	25	4	0	0.16	0.36	0.16	6.3	7.2
	いか塩辛		85	52	26	22	0	0.63	0.98	0.07	0.9	5.9
	うに・粒うに		55	38	28	34	0	0.76	0.27	0.21	0.6	4.6
	練りうに		59	32	15	53	0	0.57	0.10	0.12	1.1	4.2
	あさり・つくだ煮		44	37	10	53	0	0.14	0.17	0.03	8.3	3.3
	はまぐり・つくだ煮		46	49	12	39	0	0.19	0.19	0.04	3.3	3.2
	さくらえび・煮干し		37	91	9	0	0	0.13	0.11	0.02	1.1	3.1
	ずわいがに・缶詰・水煮		136	94	5	1	0	0.05	0.11	0.03	0.7	2.3
	たらばがに・缶詰・水煮		111	96	3	1	0	0.03	0.07	0.01	0.2	1.7
	干しえび		43	88	11	1	0	0.19	0.12	0.05	6.5	1.6
	いか・缶詰・味付け		75	65	12	23	0	0.19	0.26	0.02	0.5	1.4
	さくらえび・素干し		32	88	12	0	0	0.19	0.19	0.04	1.0	1.0
	あさり・缶詰・水煮		88	75	18	7	0	0.30	0.20	0.07	33.1	0.9
	かき・缶詰・くん製油漬		34	17	68	15	0	2.07	0.37	3.19	1.5	0.3

分類	食品	目安	食品重量 (g)	たんぱく質 (%·kcal)	脂質 (%·kcal)	炭水化物 (%·kcal)	食物繊維総量 (FD) (g)	脂肪酸 飽和 (SFA) (g)	脂肪酸 多価 n-3 (g)	脂肪酸 多価 n-6 (g)	鉄分 (mg)	食塩相当量 (g)
	食事摂取基準(2010年版)目安	100kcal当たり		10	20~25	50~70	0.9	0.5~0.78	0.09	0.45	0.6	0.4未満

❷ 肉類

2-1 肉類・生

2-1-1 牛肉

分類	食品	目安	食品重量 (g)	たんぱく質 (%·kcal)	脂質 (%·kcal)	炭水化物 (%·kcal)	食物繊維総量 (g)	飽和 (SFA) (g)	n-3 (g)	n-6 (g)	鉄分 (mg)	食塩相当量 (g)
主菜	和牛ばら・脂身つき・生		19	9	91	0	0	3.00	0.01	0.21	0.3	0
	和牛サーロイン・脂身つき・生		20	10	90	0	0	3.27	0.01	0.22	0.2	0
	和牛サーロイン・皮下脂肪なし・生		22	12	88	0	0	3.21	0.01	0.21	0.2	0
	乳牛ばら・脂身つき・生		22	12	88	0	0	3.49	0.02	0.32	0.3	0
	和牛リブロース・皮下脂肪なし・生		22	12	87	1	0	3.15	0.01	0.24	0.2	0
	和牛かたロース・皮下脂肪なし・生		25	15	85	0	0	2.95	0.01	0.25	0.2	0
	輸入牛ばら・脂身つき・生		27	16	83	1	0	3.52	0.05	0.09	0.4	0
	乳牛リブロース・皮下脂肪なし・生		26	17	83	0	0	3.59	0.02	0.30	0.2	0
	乳牛かたロース・皮下脂肪なし・生		33	23	77	0	0	3.18	0.03	0.29	0.3	0
	和牛サーロイン・赤肉・生		32	23	77	0	0	2.89	0.01	0.19	0.6	0
	乳牛サーロイン・皮下脂肪なし・生		37	29	70	1	0	3.05	0.01	0.27	0.3	0
	輸入牛かたロース・皮下脂肪なし・生		42	32	68	0	0	3.11	0.05	0.16	0.5	0
	輸入牛リブロース・皮下脂肪なし・生		40	32	68	0	0	3.23	0.04	0.13	0.5	0
	輸入牛サーロイン・皮下脂肪なし・生		42	34	65	1	0	3.12	0.05	0.08	0.5	0
	和牛ヒレ・赤肉・生		45	36	63	1	0	2.60	0.01	0.21	1.1	0
	牛ひき肉・生		45	36	63	1	0	2.43	0.03	0.24	1.0	0

分類	食品	目安	食品重量 (g)	たんぱく質 (%・kcal)	脂質 (%・kcal)	炭水化物 (%・kcal)	食物繊維総量(FD) (g)	脂肪酸 飽和(SFA) (g)	脂肪酸 多価 n-3 (g)	脂肪酸 多価 n-6 (g)	鉄分 (mg)	食塩相当量 (g)
	食事摂取基準(2010年版)目安	100kcal当たり		10	20~25	50~70	0.9	0.5~0.78	0.09	0.45	0.6	0.4未満
主菜	和牛もも・皮下脂肪なし・生	3cm角3個	46	38	61	1	0	2.11	0.01	0.20	0.4	0
	乳牛もも・皮下脂肪なし・生	3cm角3個	55	48	51	1	0	2.03	0.01	0.24	0.7	0.1
	乳牛ヒレ・赤肉・生		54	49	50	1	0	2.11	0.01	0.25	1.2	0.1
	乳牛サーロイン・赤肉・生		56	50	48	2	0	2.11	0.01	0.21	1.2	0.1
	輸入牛ヒレ・赤肉・生		75	65	34	1	0	1.50	0.06	0.11	2.1	0.1
	輸入牛もも・赤肉・生		71	68	31	1	0	1.13	0.02	0.12	2.0	0.1
	輸入牛サーロイン・赤肉・生		73	68	30	2	0	1.21	0.04	0.06	1.6	0.1
	2-1-2 豚肉											
	豚ばら・脂身つき・生		23	13	87	0	0	3.55	0.04	0.76	0.1	0
	豚ロース・脂身つき・生		34	27	73	0	0	3.09	0.04	0.73	0.1	0
	豚かたロース・脂身つき・生		39	29	71	0	0	2.88	0.05	0.74	0.3	0
	豚そともも・脂身つき・生		37	28	71	1	0	2.63	0.04	0.68	0.2	0
	豚かた・脂身つき・生		42	32	68	0	0	2.61	0.05	0.69	0.2	0
	豚かたロース・皮下脂肪なし・生		44	35	65	0	0	2.62	0.04	0.67	0.3	0
	豚ひき肉・生		45	36	64	0	0	2.59	0.05	0.72	0.5	0
	豚ロース・皮下脂肪なし・生		46	40	59	1	0	2.44	0.04	0.57	0.1	0
	豚かた・皮下脂肪なし・生		54	45	55	0	0	2.07	0.04	0.57	0.3	0.1
	豚もも・皮下脂肪なし・生		61	55	45	0	0	1.64	0.02	0.43	0.3	0.1
	豚もも・赤肉・生		70	65	35	0	0	1.22	0.02	0.32	0.6	0.1
	豚ロース・赤肉・生		71	69	31	0	0	1.10	0.01	0.26	0.4	0.1
	豚ヒレ・赤肉・生		89	85	14	1	0	0.43	0.01	0.20	1.1	0.1
	2-1-3 鶏肉											
	若鶏肉・もも・皮つき・生		50	34	66	0	0	2.15	0.04	0.86	0.2	0
	若鶏肉・手羽・皮つき・生		47	35	65	0	0	1.99	0.07	0.96	0.2	0.1
	若鶏肉・むね・皮つき・生		52	43	57	0	0	1.84	0.04	0.76	0.2	0.1
	鶏ひき肉・生		60	53	47	0	0	1.41	0.07	0.70	0.6	0.1
	若鶏肉・もも・皮なし・生		86	68	32	0	0	0.93	0.03	0.45	0.6	0.2

分類	食品	目安	食品重量 (g)	たんぱく質 (%・kcal)	脂質	炭水化物	食物繊維総量(FD) (g)	脂肪酸 飽和(SFA) (g)	脂肪酸 多価 n-3 (g)	脂肪酸 多価 n-6 (g)	鉄分 (mg)	食塩相当量 (g)
	食事摂取基準(2010年版)目安	100kcal当たり		10	20~25	50~70	0.9	0.5~0.78	0.09	0.45	0.6	0.4未満
	若鶏肉・むね・皮なし・生		92	87	13	0	0	0.36	0.02	0.18	0.2	0.1
	若鶏肉・ささ身・生		96	93	7	0	0	0.16	0.01	0.11	0.2	0.1
	2-1-4 内臓・皮											
	鶏・皮もも・生		19	5	95	0	0	3.17	0.06	1.22	0.1	0
	フォアグラ・ゆで		20	7	92	1	0	3.59	0	0.12	0.5	0
	牛・第四胃・ゆで(ギアラ)		30	14	86	0	0	3.88	0.02	0.20	0.5	0
	牛・小腸・生(ホソ)		35	15	85	0	0	4.11	0.03	0.10	0.4	0.1
	牛・舌・生(タン)		37	24	76	0	0	2.78	0	0.23	0.9	0.1
	牛・大腸・生(テッチャン)		62	24	76	0	0	2.44	0.03	0.22	0.5	0.1
	牛・第二胃・ゆで(ハチノス)		50	26	74	0	0	2.84	0.02	0.20	0.4	0.1
	豚・大腸・ゆで(シロ)		56	28	72	0	0	3.73	0.07	0.61	0.6	0.1
	豚・舌・生(タン)		45	30	69	1	0	2.62	0.06	0.60	0.6	0.1
	豚・豚足・ゆで		43	34	66	0	0	2.17	0.06	0.53	0.6	0.1
主菜	豚・小腸・ゆで(ホソ・シロ)		58	35	65	0	0	3.47	0.05	0.44	0.5	0.1
	牛・直腸・生(テッポウ)		87	43	57	0	0	1.86	0.01	0.17	0.5	0.2
	牛・心臓・生(ハツ)		71	49	51	0	0	2.20	0	0.23	2.3	0.1
	豚・心臓・生(ハツ)		74	51	49	0	0	1.56	0	0.71	2.6	0.1
	牛・第一胃・ゆで(ミノ)		55	57	43	0	0	1.50	0.04	0.21	0.4	0.1
	牛・肝臓・生(レバー)		76	63	26	11	0	0.71	0.05	0.43	3.0	0.1
	鶏・肝臓・生(レバー)		90	72	26	2	0	0.65	0.22	0.34	8.1	0.1
	豚・肝臓・生(レバー)		78	67	25	8	0	0.61	0.12	0.47	10.2	0.1
	牛・第三胃・生(センマイ)		162	80	20	0	0	0.62	0	0.15	11.0	0.2
	鶏・軟骨・生		185	90	7	3	0	0.17	0	0.06	0.6	1.9
	2-1-5 その他肉類											
	あいがも・肉・皮つき・生		30	18	82	0	0	2.41	0.10	1.61	0.6	0.1
	マトン・ロース・脂身つき・生		42	32	68	0	0	2.77	0.07	0.25	1.0	0
	ラム・ロース・脂身つき・生		44	33	66	1	0	2.52	0.09	0.25	0.7	0
	マトン・もも・脂身つき・生		45	35	64	1	0	3.08	0.08	0.17	1.1	0

分類	食品	目安	食品重量	たんぱく質	脂質	炭水化物	食物繊維総量	脂肪酸				鉄分	食塩相当量
								飽和(SFA)	多価 n-3	多価 n-6		
			(g)	(%・kcal)			(g)	(g)			(mg)	(g)
	食事摂取基準 (2010年版)目安	100kcal 当たり		10	20~25	50~70	0.9	0.5~0.78	0.09	0.45	0.6	0.4未満
	くじら・さらしくじら		324	73	27	0	0	0.36	0.36	0.10	0	0
	くじら・肉・赤肉・生		94	96	4	0	0	0.08	0.04	0.02	2.4	0.2
2-2 肉類・加工品												
	ボンレスハム		85	63	31	6	0	1.00	0.05	0.42	0.6	2.4
	生ハム・長期熟成		37	38	62	0	0	2.43	0.04	0.61	0.4	2.1
	プレスハム		85	52	34	14	0	1.28	0.07	0.31	1.0	2.0
	焼き豚		58	45	43	12	0	1.46	0.05	0.55	0.4	1.4
	ショルダーベーコン		54	37	58	5	0	2.07	0.05	0.60	0.4	1.3
	ロースハム		51	34	64	2	0	2.54	0.07	0.64	0.3	1.3
	焼き鳥・缶詰		57	42	40	18	0	1.18	0.06	0.91	1.6	1.2
	牛・缶詰・味付け		64	49	25	26	0	1.17	0.03	0.07	2.2	1.2
	骨付ハム		46	30	68	2	0	2.35	0.06	0.72	0.3	1.1
	生ハム・促成		40	39	60	1	0	2.62	0.05	0.72	0.3	1.1
	コンビーフ・缶詰		49	39	58	3	0	3.13	0.03	0.12	1.7	0.9
主菜	ボロニアソーセージ		40	20	75	5	0	3.07	0.09	0.86	0.4	0.8
	セミドライソーセージ		29	18	79	3	0	3.29	0.13	0.90	0.6	0.8
	混合ソーセージ		37	17	76	7	0	2.50	0.13	0.57	0.5	0.8
	ドライソーセージ		20	20	78	2	0	3.22	0.12	0.79	0.5	0.7
	ショルダーハム		43	28	71	3	0	2.56	0.07	0.88	0.4	0.7
	フランクフルトソーセージ		34	17	75	8	0	2.95	0.08	0.95	0.3	0.6
	生ソーセージ		36	20	79	1	0	3.20	0.08	0.94	0.3	0.6
	ポークウインナー		31	16	80	4	0	3.15	0.06	1.05	0.2	0.6
	ベーコン		25	13	87	0	0	3.66	0.07	0.81	0.1	0.5
	ローストビーフ		51	44	54	2	0	2.19	0.03	0.17	1.2	0.4
❸ 大豆製品												
	油揚げ	1枚	26	20	77	3	0.3	1.58	0.57	3.94	1.1	0
	がんもどき	1/2個	44	27	70	3	0.6	1.42	0.51	3.54	1.6	0.2
	生揚げ	1/2丁	67	30	68	2	0.5	1.39	0.50	3.46	1.7	0
	沖縄豆腐		94	36	61	3	0.5	1.20	0.43	2.98	1.6	0.4
	焼き豆腐	1/3丁	114	37	58	5	0.6	1.14	0.41	2.84	1.8	0

分類	食品	目安	食品重量 (g)	たんぱく質 (%・kcal)	脂質 (%・kcal)	炭水化物 (%・kcal)	食物繊維総量(FD) (g)	脂肪酸 飽和(SFA) (g)	脂肪酸 多価 n-3 (g)	脂肪酸 多価 n-6 (g)	鉄分 (mg)	食塩相当量 (g)
	食事摂取基準(2010年版)目安	100kcal当たり		10	20~25	50~70	0.9	0.5~0.78	0.09	0.45	0.6	0.4未満
	高野豆腐	1枚	19	39	57	4	0.3	1.10	0.40	2.75	1.3	0.2
	木綿豆腐	1/2丁	139	38	53	9	0.6	1.03	0.38	2.56	1.3	0
	ゆば・生		43	39	53	8	0.3	0.82	0.39	2.66	1.6	0
	絹ごし豆腐	1/2丁	180	37	49	14	0.6	0.95	0.34	2.35	1.4	0
	充てん豆腐		169	35	47	18	0.5	0.93	0.34	2.30	1.4	0
	挽きわり納豆		52	34	44	22	3.0	0.76	0.38	2.40	1.3	0
	糸引き納豆	小1パック	50	33	42	25	3.4	0.74	0.37	2.33	1.7	0
❹ 卵類												
主菜	卵黄・生		26	18	81	1	0	2.38	0.14	1.25	1.6	0
	うずら卵・缶詰・水煮	9個	55	26	73	1	0	2.32	0.19	0.79	1.5	0.3
	うこっけい卵・全卵・生		57	30	70	0	0	2.05	0.12	0.97	1.3	0.2
	うずら卵・全卵・生	9個	56	30	69	1	0	2.16	0.18	0.71	1.7	0.2
	全卵・ポーチドエッグ	L玉1個	61	32	67	1	0	1.96	0.11	1.02	1.3	0.2
	全卵・生	L玉1個	66	35	64	1	0	1.88	0.11	0.99	1.2	0.3
	だし巻きたまご		78	35	63	2	0	1.87	0.13	1.07	1.3	0.9
	たまご豆腐		127	33	57	10	0	1.72	0.10	0.93	1.1	1.1
	厚焼きたまご		66	29	54	17	0	1.56	0.13	0.97	1.0	0.7
	卵白・生		214	97	0	3	0	0	0	0	0	1.1

100kcal食品交換表【副菜】

1日の総摂取熱量の20％が目安

　一般には，野菜，果物，乳製品を含め副菜としますが，食品交換にあたっては野菜（緑黄色野菜，淡色野菜），果実，乳製品に分けて考えます。

(1) 野菜

　野菜は，可食部100g当たりカロテンを600μg以上含む食品を緑黄色野菜，カロテンの含有量がそれ以下の野菜を淡色野菜といいます。

　野菜は水分量と灰分を豊富に含んだ食品です。100kcal当たりの食品重量が大きいことから「カサ」があり，同じ熱量を摂取すると満腹感を感じさせる食品です。また灰分が多いということは，ビタミンやミネラルを多く含むということを意味します（なお，漬物や加工品の食塩量には注意が必要です）。

　野菜の1回量は100〜120g「刻んだ野菜を片手でおおえる程度」（25 kcal）を目安とします。1日に4回量（うち1回は具沢山の味噌汁）とし，緑黄色野菜で1回量，残りの2回量を淡色野菜として，1日300〜400g（100kcal）を使用します。

　エネルギー源の多くは炭水化物に由来し，食物繊維の補給源として期待できます。

　なお，100kcal当たりの重量が200g以下の西洋かぼちゃ，えだまめ，れんこん，たまねぎなどは炭水化物が多いので，とり過ぎに注意が必要です。

代表的な緑黄色野菜,淡色野菜には以下のものがあります。

緑黄色野菜:ほうれんそう,こまつな,しゅんぎく,ピーマン,にんじん,など。

淡色野菜:きゃべつ,きゅうり,レタス,だいこん,はくさい,など。

(2) 果実類

1日100kcalを目安とします。ビタミンや食物繊維の補給源として期待できますが,多く摂取すると中性脂肪を高めることがあるので,摂取量には注意が必要です。また特例ですがアボカドは脂質が多いので注意しましょう。

(3) 乳製品

1日100kcalを目安とします。乳製品は熱量比で見ると脂質の比率が高い食品が多いので選択に注意します。また含有されるビタミンやミネラルも限定されるため,1日1,400kcal以下の肥満治療食などでは,総合栄養食品や経腸栄養食品を使用した方がビタミンやミネラルの補給には有効です。

分類	食品	目安	食品重量 (g)	たんぱく質	脂質	炭水化物	食物繊維総量(FD) (g)	脂肪酸 飽和(SFA) (g)	脂肪酸 多価 n-3 (g)	脂肪酸 多価 n-6 (g)	鉄分 (mg)	食塩相当量 (g)
				(%・kcal)								
	食事摂取基準(2010年版)目安	100kcal当たり		10	20~25	50~70	0.9	0.5~0.78	0.09	0.45	0.6	0.4未満

❶ 野菜

1-1 緑黄色野菜・生

分類	食品	目安	食品重量 (g)	たんぱく質	脂質	炭水化物	食物繊維総量 (g)	飽和 (g)	n-3 (g)	n-6 (g)	鉄分 (mg)	食塩相当量 (g)
	にんじん・皮むき・生		270	5	2	93	6.7	0.27	0.10	0.79	0.5	0
	西洋かぼちゃ・生		110	6	3	91	3.9	0.04	0.02	0.04	0.6	0
	西洋かぼちゃ・冷凍		120	7	3	90	5.0	0.15	0.09	0.15	0.6	0
	日本かぼちゃ・生		203	9	2	89	5.7	0.02	0.02	0.02	1.0	0
	にんじん・冷凍		283	6	5	89	8.2	0.28	0.10	0.82	0.8	0.6
	ミニキャロット・生		308	6	5	89	8.3	0.06	0.03	0.12	0.9	0
	ミニトマト・生		342	9	3	88	4.8	0.07	0	0.07	1.4	0
	わけぎ・生		330	13	0	87	9.2	0.00	0	0	1.3	0
	ピーマン・赤・生		335	8	6	86	5.4	0.11	0.05	0.09	1.3	0
	茎にんにく・生		222	10	6	84	8.4	0.07	0.03	0.13	1.1	0
	きんときにんじん・皮むき・生		223	11	6	83	8.0	0.04	0.02	0.11	0.9	0
	のざわな・生		644	14	5	81	12.9	0.07	0.10	0.06	3.9	0.6
副菜	たいさい・生		644	14	5	81	10.3	0.07	0.10	0.06	7.1	0
	切りみつば・生		570	14	5	81	14.2	0.06	0.09	0.05	1.7	0
	葉ねぎ・生		321	12	8	80	9.3	0.13	0.13	0.13	2.2	0
	糸みつば・生		747	16	6	78	17.2	0.08	0.11	0.07	6.7	0
	しそ・実・生		244	20	2	78	21.8	0.03	0.04	0.02	2.9	0
	オクラ・生		329	17	6	77	16.5	0.11	0.05	0.09	1.6	0
	花にら		365	17	6	77	10.2	0.08	0.11	0.07	1.8	0
	だいこん葉・生		398	21	3	76	15.9	0.04	0.08	0	12.3	0.4
	つるむらさき・生		790	13	13	74	17.4	0.18	0.24	0.14	3.9	0
	リーフレタス・生		624	21	5	74	11.8	0.07	0.10	0.06	6.2	0
	きょうな・生		428	23	4	73	12.9	0.05	0.07	0.04	9.0	0.4
	こねぎ・生		375	18	9	73	9.4	0.13	0.17	0.10	3.7	0
	根みつば・生		497	23	4	73	14.4	0.06	0.08	0.04	9.0	0
	あしたば・生		305	25	3	72	17.1	0.03	0.05	0.03	3.0	0.6
	しそ・葉・生		269	26	2	72	19.7	0.03	0.04	0.03	4.6	0
	たかな・生		475	21	8	71	11.9	0.11	0.15	0.09	8.1	0.5

分類	食品	目安	食品重量	たんぱく質	脂質	炭水化物	食物繊維総量 (FD)	脂肪酸 飽和 (SFA)	多価 n-3	多価 n-6	鉄分	食塩相当量
			(g)	(%·kcal)			(g)	(g)			(mg)	(g)
食事摂取基準 (2010年版)目安		100kcal 当たり		10	20~25	50~70	0.9	0.5~0.78	0.09	0.45	0.6	0.4未満
	おかひじき・生		580	20	10	70	14.5	0.13	0.18	0.10	7.5	0.6
	さんとうさい・生		727	18	12	70	16.0	0.16	0.22	0.13	5.1	0
	めきゃべつ・生		200	28	2	70	11.0	0.02	0.03	0.02	2.0	0
	かぶ葉・生		491	28	4	68	14.2	0.05	0.08	0.05	10.3	0
	こごみ・若芽・生		358	26	6	68	18.6	0	0	0	2.1	0
	にら・生		478	20	12	68	12.9	0.16	0.22	0.13	3.3	0
	よもぎ・生		216	27	5	68	16.9	0.07	0.10	0.06	9.3	0
	せり・生		571	28	5	67	14.3	0.26	0.09	0.05	9.1	0
	パセリ・生		226	20	13	67	15.4	0.18	0.24	0.14	17.0	0
	からしな・生		390	31	3	66	14.4	0.04	0.06	0.04	8.6	0.8
	しゅんぎく・生		454	25	11	64	14.5	0.09	0.32	0.14	7.7	0.9
	葉だいこん・生		545	27	9	64	14.2	0.12	0.17	0.10	7.6	0.5
	つまみな・生		500	23	2	64	11.5	0.15	0.30	0.15	16.5	0.5
	なばな和種・生		302	32	5	63	12.7	0.07	0.09	0.05	8.8	0
副菜	こまつな・生		719	26	12	62	13.7	0.14	0.43	0.07	20.1	0
	タアサイ・生		787	25	13	62	15.0	0.18	0.24	0.14	5.5	0.8
	なばな洋種・生		288	29	10	61	10.6	0	0	0	2.6	0
	クレソン・茎葉・生		672	34	6	60	16.8	0.07	0.10	0.06	7.4	0.7
	とうがらし・果実・生		104	10	30	60	10.7	0.57	0.26	0.47	2.1	0
	バジル・生		414	20	21	59	16.5	0.28	0.38	0.22	6.2	0
	モロヘイヤ・生		260	31	11	58	15.4	0.15	0.20	0.12	2.6	0
	サラダな・生		731	30	12	58	13.2	0.07	0.37	0.15	17.5	0
	かいわれだいこん・生		474	24	20	56	9.0	0.26	0.36	0.21	2.4	0
	ほうれんそう・生・年間平均値		505	27	17	56	14.2	0.20	0.61	0.20	10.1	0
	ブロッコリー・生		301	32	13	55	13.2	0	0	0	3.0	0.3
	ほうれんそう・冷凍		481	39	8	53	14.9	0.10	0.29	0.10	8.2	1.4
	トウミョウ・生		320	37	13	50	9.9	0.22	0.07	0.48	3.2	0
1-2 緑黄色野菜・加工食品												
	たかな漬		299	20	5	75	15.5	0.07	0.09	0.05	6.3	17.3

分類	食品	目安	食品重量	たんぱく質	脂質	炭水化物	食物繊維総量(FD)	脂肪酸 飽和(SFA)	脂肪酸 多価 n-3	脂肪酸 多価 n-6	鉄分	食塩相当量
			(g)	(%・kcal)			(g)	(g)			(mg)	(g)
	食事摂取基準(2010年版)目安	100kcal当たり		10	20~25	50~70	0.9	0.5~0.78	0.09	0.45	0.6	0.4未満
	ひろしまな・塩漬		610	18	10	72	14.6	0.14	0.19	0.11	4.9	12.8
	さんとうさい・塩漬		489	18	12	70	14.7	0.16	0.23	0.13	2.9	11.2
	かぶ・ぬか味噌漬・葉		292	24	2	74	11.7	0.03	0.04	0.03	6.4	11.1
	のざわな・調味漬		427	18	0	82	13.2	0.00	0.00	0.00	3.0	10.2
	たいさい・塩漬		498	19	4	77	12.4	0.06	0.08	0.04	6.5	9.0
	きょうな・塩漬		373	18	3	79	13.1	0.04	0.06	0.03	4.9	8.6
	のざわな・塩漬		543	16	5	79	13.6	0.06	0.08	0.05	2.2	8.2
	かぶ・塩漬・葉		348	20	6	74	12.5	0.08	0.11	0.06	9.1	8.0
	にんじんジュース・缶詰		354	6	3	91	0.7	0.36	0.13	1.03	0.7	0
	1-3 淡色野菜・生											
副菜	ふき・生		874	6	0	94	11.4	0	0	0	0.9	0.9
	れんこん・ゆで		151	5	1	94	3.5	0.02	0	0.03	0.6	0
	根深ねぎ・生		360	4	3	93	7.9	0.04	0.06	0.03	0.7	0
	ごぼう・生		154	8	1	91	8.8	0.02	0.01	0.03	1.1	0
	たまねぎ・生		267	7	2	91	4.3	0.03	0	0	0.5	0
	れんこん・生		152	8	1	91	3.0	0.02	0	0.03	0.8	0.2
	たまねぎ・水さらし		386	6	3	91	5.8	0.04	0	0.08	0.8	0
	赤たまねぎ・生		264	7	0	91	4.5	0.03	0	0	0.8	0
	ゆりね・生		80	8	1	91	4.3	0	0	0.02	0.8	0
	エシャロット・生		131	8	2	90	14.9	0.03	0.01	0.05	1.0	0
	そうめんかぼちゃ・生		411	7	3	90	6.2	0.07	0.03	0.05	1.2	0
	だいこん根・皮むき・生		565	6	5	89	7.3	0.72	1.04	0.32	1.1	0
	はやとうり・生・白色種		505	7	4	89	6.1	0.08	0.04	0.07	1.5	0
	うど・水さらし		735	11	0	89	11.8	0	0	0	0.7	0
	かぶ根・皮むき・生		478	8	4	88	6.7	0.05	0.02	0.01	1.0	0
	とうがん・生		640	8	5	87	8.3	0.10	0.05	0.09	1.3	0
	トマト・生		517	9	4	87	5.2	0.10	0	0.10	1.0	0
	ピーマン・黄・生		368	7	6	87	4.8	0.12	0.05	0.10	1.1	0
	くわい・生		80	14	1	85	1.9	0.01	0	0.02	0.6	0
	チコリー・生		611	15	0	85	6.7	0	0	0	1.2	0

分類	食品	目安	食品重量 (g)	たんぱく質 (%・kcal)	脂質 (%・kcal)	炭水化物 (%・kcal)	食物繊維総量（FD）(g)	脂肪酸 飽和（SFA）(g)	脂肪酸 多価 n-3 (g)	脂肪酸 多価 n-6 (g)	鉄分 (mg)	食塩相当量 (g)
	食事摂取基準（2010年版）目安	100kcal当たり		10	20~25	50~70	0.9	0.5~0.78	0.09	0.45	0.6	0.4未満
副菜	うど・生		551	11	5	84	7.7	0.06	0.08	0.05	1.1	0
	しょうが・生		329	8	8	84	6.9	0.10	0.05	0.20	1.6	0
	なす・生		460	12	4	84	10.1	0.14	0	0	1.4	0
	べいなす・生		446	12	4	84	10.7	0.13	0	0	1.8	0
	ふきのとう・生		235	14	2	84	15.0	0	0	0	3.0	0
	アーティチョーク・生		210	12	4	84	18.3	0	0	0	1.7	0.2
	やまうど・生		530	14	4	82	9.5	0.06	0.08	0.05	1.6	0
	スナップえんどう・若ざや・生		231	16	2	82	5.8	0.03	0.01	0.07	1.4	0
	ぜんまい・生		350	15	3	82	13.3	0	0	0	2.1	0
	ピーマン・青・生		453	10	8	82	10.4	0.09	0.05	0.14	1.8	0
	レタス・生		813	12	7	81	8.9	0.08	0.08	0.08	2.4	0
	レッドきゃべつ・生		337	16	3	81	9.4	0.03	0.03	0.03	1.7	0
	にんにく・生		75	12	8	80	4.3	0.13	0.03	0.28	0.6	0
	はくさい・生		704	14	6	80	9.1	0.07	0.14	0	2.1	0
	わさび・生		114	18	2	80	5.0	0.02	0.01	0.05	0.9	0.1
	きゃべつ・生		427	14	7	79	7.7	0.09	0.08	0.04	1.3	0
	スイートコーン カーネル・冷凍		101	8	13	79	2.8	0.22	0.02	0.48	0.2	0
	グリーンボール・生		510	17	4	79	8.2	0.06	0.08	0.05	2.0	0
	はつかだいこん・生		668	15	6	79	8.0	0.07	0.03	0.13	2.0	0
	さやいんげん・若ざや・生		427	19	4	77	10.2	0.06	0.02	0.13	3.0	0
	きゅうり・生		715	17	6	77	7.9	0.07	0.07	0	2.1	0
	セロリー・葉柄・生		680	17	6	77	10.2	0.14	0	0.20	1.4	0.7
	スイートコーン・ホール・冷凍		103	10	13	77	2.9	0.30	0.02	0.56	0.6	0
	チンゲンサイ・生		1059	16	9	75	12.7	0.12	0.16	0.10	11.7	1.1
	みょうが・生		812	18	7	75	17.1	0	0	0	4.1	0
	さやえんどう・若ざや・生		278	21	5	74	8.3	0.08	0.03	0.17	2.5	0
	ししとうがらし・生		364	17	9	74	13.1	0.17	0.08	0.15	1.8	0
	ヤングコーン・生		348	20	6	74	9.4	0.09	0.03	0.21	1.4	0
	葉しょうが・生		899	12	15	73	14.4	0.18	0.09	0.36	3.6	0

分類	食品	目安	食品重量 (g)	たんぱく質 (%・kcal)	脂質 (%・kcal)	炭水化物 (%・kcal)	食物繊維総量 (FD) (g)	脂肪酸 飽和 (SFA) (g)	脂肪酸 多価 n-3 (g)	脂肪酸 多価 n-6 (g)	鉄分 (mg)	食塩相当量 (g)
	食事摂取基準 (2010年版) 目安	100kcal 当たり		10	20~25	50~70	0.9	0.5~0.78	0.09	0.45	0.6	0.4未満
	スイートコーン・生		109	11	16	73	3.3	0.28	0.02	0.58	0.9	0
	コスレタス・生		597	17	10	73	11.4	0.12	0.12	0.06	3.0	0
	サニーレタス・生		624	18	10	72	12.5	0.14	0.19	0.11	11.2	0
	グリンピース・冷凍		102	23	6	71	6.0	0.10	0.03	0.18	1.8	0.2
	ズッキーニ・果実・生		714	23	6	71	9.3	0.11	0.05	0.10	3.6	0
	ぜんまい・ゆで		484	13	16	71	16.9	0	0	0	1.5	0
	カリフラワー・生		374	27	3	70	10.9	0	0	0	2.2	0
	わらび・生・ゆで		658	24	6	70	19.7	0	0	0	3.9	0
	ブラックマッペ・もやし・生		689	34	0	66	9.6	0	0	0	2.8	0
	グリンピース・生		107	30	4	66	8.3	0.05	0.01	0.08	1.8	0
	黄にら		564	29	5	66	11.3	0.06	0.09	0.05	3.9	0
	たけのこ・ゆで		335	29	6	65	11.1	0.07	0.03	0.13	1.3	0
	りょくとうもやし・生		701	29	6	65	9.1	0.09	0.03	0.21	2.1	0
	アスパラ・生		456	29	8	63	8.2	0.10	0.14	0.08	3.2	0
副菜	たけのこ・生		387	34	6	60	10.8	0.08	0.04	0.15	1.5	0
	そらまめ・生		92	40	2	58	2.4	0.03		0.05	2.1	0
	たらのめ・生		367	38	6	56	15.4	0	0	0	3.3	0
	えだまめ・冷凍		63	33	40	27	4.6	0.60	0.31	1.79	1.6	0
	だいずもやし・生		271	40	34	26	6.2	0.54	0.35	1.74	1.4	0
	えだまめ・生		74	35	39	26	3.7	0.62	0.38	1.67	2.0	0
1-4 淡色野菜・加工品												
	ザーサイ・漬物		428	26	4	70	19.7	0.05	0.07	0.04	12.4	58.6
	しょうが・酢漬		519	3	17	80	12.5	0.21	0.10	0.41	4.7	36.9
	きゅうり・ぬか味噌漬		376	14	3	83	5.6	0.04	0.04	0	1.1	19.9
	きゅうり・塩漬		607	15	5	80	7.9	0.71	0.50	0.24	1.2	15.2
	だいこん・味噌漬		129	16	3	81	4.3	0.16	0.24	0.07	2.2	14.4
	はくさい・塩漬		610	21	5	74	11.0	0.06	0.12	0	2.4	14.0
	なす・しば漬		332	11	6	83	14.6	0.92	0.03	0.13	5.7	13.6
	だいこん・ぬか味噌漬		331	12	3	85	6.0	0.42	0.61	0.19	1.0	12.6
	しろうり・塩漬		607	15	5	80	13.3	0.10	0.05	0.08	1.2	12.1

分類	食品	目安	食品重量 (g)	たんぱく質 (%·kcal)	脂質 (%·kcal)	炭水化物 (%·kcal)	食物繊維総量 (g)	脂肪酸 飽和(SFA) (g)	脂肪酸 多価 n-3 (g)	脂肪酸 多価 n-6 (g)	鉄分 (mg)	食塩相当量 (g)
	食事摂取基準 (2010年版) 目安	100kcal 当たり		10	20~25	50~70	0.9	0.5~0.78	0.09	0.45	0.6	0.4 未満
	やまごぼう・味噌漬		139	16	1	83	9.7	0.01	0.01	0.03	1.8	9.8
	なす・塩漬		438	15	4	81	11.8	1.22	0.04	0.16	2.6	9.6
	なす・ぬか味噌漬		374	15	3	82	10.1	1.04	0.03	0.14	1.9	9.3
	干しだいこん漬		367	19	3	78	13.6	0.47	0.68	0.21	3.7	9.2
	きゅうり・しょうゆ漬		201	16	7	77	6.8	0.24	0.17	0.08	2.6	8.2
	かぶぬか味噌漬け・根・皮つき		361	15	3	82	7.2	0.04	0.02	0.07	1.1	8.0
	梅干し・調味漬		104	6	6	88	2.6	0.08	0.06	0.07	2.5	7.9
	すぐき漬		294	19	17	64	15.3	0.23	0.32	0.19	2.6	6.5
	しょうが・甘酢漬		196	1	5	94	3.9	0.06	0.03	0.12	1.0	5.9
	だいこん・べったら漬		175	4	1	95	0.2	0.22	0.32	0.10	0.7	5.3
	はくさい・キムチ		220	25	6	69	5.9	0.21	0.53	0.06	1.3	4.8
	しなちく・塩抜き		513	13	21	66	18.0	0.26	0.13	0.51	1.0	4.6
	アスパラ・缶詰・水煮		454	27	4	69	7.7	0.05	0.07	0.04	4.1	4.1
	なす・からし漬		85	5	1	94	3.6	0.24	0.01	0.03	1.3	4.1
副菜	だいこん・福神漬		73	6	1	93	2.9	0.09	0.14	0.04	1.0	3.7
	トマト・缶詰・ホール・食塩添加品		511	11	9	80	6.6	0.15	0.05	0.26	2.0	3.6
	トマト・缶詰ミックスジュース・食塩添加品		595	9	0	91	4.2	0.00	0	0	1.8	3.6
	トマト・缶詰ジュース・食塩添加品		594	10	5	85	4.2	0.12	0	0.12	1.8	3.6
	しろうり・奈良漬		64	7	1	92	1.5	0.01	0	0.01	0.4	2.7
	だいこん・守口漬		54	8	1	91	1.8	0.07	0.10	0.03	0.4	1.9
	らっきょう・甘酢漬		87	2	1	97	2.7	0.02	0.01	0.01	1.0	1.9
	わさび漬		69	20	3	77	1.9	0.03	0.02	0.07	0.6	1.7
	きゅうり・ピクルス・スイート型		149	1	1	98	2.5	0.17	0.12	0.06	0.4	1.6
	スイートコーン・缶詰・クリームスタイル		119	6	5	89	2.1	0	0	0	0.5	0.8
	スイートコーン・缶詰・ホールカーネルスタイル		122	8	5	87	4.0	0	0	0	0.5	0.6

分類	食品	目安	食品重量 (g)	たんぱく質	脂質	炭水化物	食物繊維総量（FD）	脂肪酸 飽和(SFA)	脂肪酸 多価 n-3	脂肪酸 多価 n-6	鉄分 (mg)	食塩相当量 (g)
				(%・kcal)			(g)	(g)			(mg)	(g)
食事摂取基準(2010年版)目安		100kcal当たり		10	20~25	50~70	0.9	0.5~0.78	0.09	0.45	0.6	0.4未満
	切干しだいこん		36	6	1	93	7.4	0.02	0.01	0.04	3.5	0.3
	かんぴょう・乾		38	7	1	92	11.5	0	0	0	1.1	0
	干しずいき・乾		41	7	1	92	10.5	0	0	0	3.7	0
	菊のり		34	10	1	89	10.1	0	0	0	3.8	0
	じゅんさい・びん詰・水煮		2200	21	0	79	22.0	0	0	0	0.0	0
	たけのこ・缶詰・水煮		444	29	7	64	10.2	0.09	0.04	0.18	1.3	0
	トマト・缶詰・ホール・食塩無添加		511	11	9	80	6.6	0.15	0.05	0.26	2.0	0
	トマト・缶詰ジュース・食塩無添加		594	10	5	85	4.2	0.12	0	0.12	1.8	0
	トマト・缶詰ミックスジュース・食塩無添加		595	9	0	91	4.2	0	0	0	1.8	0

❷ 果実類

2-1 果物・生

分類	食品	目安	食品重量 (g)	たんぱく質	脂質	炭水化物	食物繊維総量	飽和	n-3	n-6	鉄分 (mg)	食塩相当量 (g)
副菜	ぶどう・生		170	2	1	97	0.9	0.02	0	0.02	0.2	0
	りんご・生	中1個	185	1	2	97	2.8	0.02	0	0.04	0	0
	日本なし・生		235	2	2	96	2.1	0.03	0.02	0.03	0	0
	西洋なし・生		186	2	2	96	3.5	0.02	0.02	0.02	0.2	0
	マンゴー・生		157	3	1	96	0.2	0.02	0.01	0.02	0.3	0
	渋抜きがき・生		158	3	1	96	4.4	0.02	0.02	0	0.2	0
	甘がき・生		166	2	3	95	2.7	0.03	0.03	0	0.3	0
	びわ・生		250	3	2	95	4.0	0.03	0.02	0.03	0.2	0
	ブルーベリー・生		204	3	2	95	6.7	0.03	0.02	0.02	0.4	0
	温州みかん 薄皮とも・早生・生		220	4	2	94	1.5	0.01	0.01	0.02	0.2	0
	パイナップル・生		196	4	2	94	2.9	0.02	0.02	0.02	0.4	0
	バナナ・生		116	4	2	94	1.3	0.03	0.03	0.03	0.3	0
	いちじく・生		184	4	2	94	3.5	0.02	0.02	0.02	0.6	0
	温州みかん 薄皮なし・早生・生		231	4	2	94	0.9	0.02	0.01	0.02	0.2	0

分類	食品	目安	食品重量 (g)	たんぱく質 (%・kcal)	脂質	炭水化物	食物繊維総量 (FD) (g)	脂肪酸 飽和 (SFA) (g)	脂肪酸 多価 n-3 (g)	脂肪酸 多価 n-6 (g)	鉄分 (mg)	食塩相当量 (g)
	食事摂取基準 (2010年版)目安	100kcal 当たり		10	20~25	50~70	0.9	0.5~0.78	0.09	0.45	0.6	0.4 未満
	ライチー・生		158	5	1	94	1.4	0.02	0.01	0.02	0.3	0
	さくらんぼ・米国産・生		151	6	1	93	2.1	0.02	0.01	0.04	0.5	0
	すいか・生・赤肉種		270	5	2	93	0.8	0.03	0.03	0.04	0.5	0
	もも・生		253	5	2	93	3.3	0.03	0.03	0.04	0.3	0
	キウイフルーツ・生		189	6	2	92	4.7	0.02	0.08	0.02	0.6	0
	はっさく薄皮なし・生		223	6	2	92	3.3	0.03	0.03	0.04	0.3	0
	パパイヤ・完熟・生		266	4	2	92	5.9	0.07	0.05	0.06	0.5	0
	ぶんたん薄皮なし・生		260	6	2	92	2.3	0.02	0.03	0.04	0.3	0
	いよかん・砂じょう・生		216	7	2	91	2.4	0.03	0.02	0.02	0.4	0
	さくらんぼ・国産・生		167	6	3	91	2.0	0.03	0.03	0.04	0.5	0
	ひゅうがなつ薄皮なし・生		306	6	3	91	2.1	0.03	0.03	0.04	0.3	0
	グレープフルーツ薄皮なし・生・白肉種		260	8	2	90	1.6	0.03	0	0.03	0	0
副菜	グレープフルーツ薄皮なし・生・紅肉種		260	8	2	90	1.6	0.03	0	0.03	0	0
	いちご・生		290	9	2	89	4.1	0.03	0.06	0.03	0.9	0
	バレンシアオレンジ・薄皮なし・生（福原オレンジ以外）		253	9	2	89	2.0	0.03	0.02	0.03	0.8	0
	メロン・温室・生		240	9	2	89	1.2	0.03	0	0.03	0.7	0
	ごれんし・生(スターフルーツ)		331	8	3	89	6.0	0.04	0.03	0.04	0.7	0
	まくわうり・生・黄肉種（プリンスメロン）		316	9	3	88	3.2	0.04	0.04	0.04	0.6	0
	すだち・果皮・生		148	9	4	87	14.9	0.06	0.04	0.05	0.6	0
	レモン・全果・生		186	6	11	83	9.1	0.09	0.07	0.13	0.4	0
	ドリアン・生		75	6	21	73	1.6	0.89	0	0.12	0.2	0
	アボカド・生	1/4個	53	4	84	12	2.8	1.71	0.07	1.08	0.4	0
2-2 果物・加工品（ジャムを除く）												
	アセロラ・10%果汁入り飲料		236	1	0	99	0.5	0	0	0	0.2	0
	りんご・50%果汁入り飲料		216	1	0	99	0	0	0	0.02	0	0
	温州みかん・果粒入りジュース		211	1	0	99	0	0	0	0	0.2	0

分類	食品	目安	食品重量 (g)	たんぱく質 (%・kcal)	脂質 (%・kcal)	炭水化物 (%・kcal)	食物繊維総量(FD) (g)	脂肪酸 飽和(SFA) (g)	脂肪酸 多価 n-3 (g)	脂肪酸 多価 n-6 (g)	鉄分 (mg)	食塩相当量 (g)
	食事摂取基準(2010年版)目安	100kcal当たり		10	20~25	50~70	0.9	0.5~0.78	0.09	0.45	0.6	0.4未満
	シイクワシャー・10%果汁入り飲料		210	1	0	99	0	0	0	0	0.2	0
	西洋なし・缶詰		118	1	1	98	1.2	0.02	0.01	0.01	0.1	0
	りんご・缶詰		121	1	1	98	0.5	0.01	0	0.02	0.2	0
	グレープフルーツ・50%果汁入り飲料		219	3	0	97	0.2	0	0	0	0.2	0
	パイナップル・濃縮還元ジュース		243	1	2	97	0	0.03	0.01	0.03	0.7	0
	パイナップル・缶詰		119	2	1	97	0.6	0.02	0.01	0.01	0.4	0
	もも・缶詰・果肉・白肉種		117	2	1	97	1.6	0.02	0.01	0.01	0.2	0
	グレープフルーツ・缶詰		142	3	0	97	0.9	0	0	0	0.1	0
	もも・缶詰・果肉・黄肉種		117	2	1	97	1.6	0.02	0.01	0.01	0.2	0
	干しぶどう		33	3	1	96	1.4	0.01	0	0	0.8	0
	温州みかん・缶詰・果肉		156	3	1	96	0.8	0.02	0	0	0.2	0
副菜	さくらんぼ・缶詰		136	3	1	96	1.4	0.02	0.01	0.01	0.5	0
	りんご・ストレートジュース		227	2	2	96	0	0.02	0	0	0.9	0
	プルーン・乾		43	4	1	95	3.1	0.01	0.01	0.01	0.4	0
	りんご・濃縮還元ジュース		232	1	0	95	0	0.05	0	0	0.5	0
	ぶどう・ストレートジュース		182	2	3	95	0	0.05	0.02	0.04	0.2	0
	温州みかん・濃縮還元ジュース		262	4	2	94	0	0.03	0	0.03	0.3	0
	温州みかん・ストレートジュース		246	4	2	94	0	0.02	0	0.01	0.5	0
	バレンシアオレンジ・ストレートジュース		236	6	0	94	0.7	0	0	0	0.2	0
	干しがき		36	2	5	93	5.1	0.05	0.07	0.01	0.2	0
	ぶどう・濃縮還元ジュース		212	2	5	93	0.2	0.08	0.02	0.06	0.6	0
	いちじく・乾		34	5	2	93	3.7	0.03	0.02	0.01	0.5	0
	グレープフルーツ・ストレートジュース		250	5	2	93	0.3	0.03	0.02	0.01	0.3	0
	ココナッツウォーター		513	3	4	93	0	0.42	0	0	0.5	0
	バレンシアオレンジ・濃縮還元ジュース		240	6	2	92	0.5	0.03	0.02	0.03	0.2	0

分類	食品	目安	食品重量	たんぱく質	脂質	炭水化物	食物繊維総量(FD)	脂肪酸 飽和(SFA)	脂肪酸 多価 n-3	脂肪酸 多価 n-6	鉄分	食塩相当量
			(g)	(%・kcal)			(g)	(g)	(g)	(g)	(mg)	(g)
	食事摂取基準 (2010年版) 目安	100kcal 当たり		10	20~25	50~70	0.9	0.5~0.78	0.09	0.45	0.6	0.4 未満
	グレープフルーツ・濃縮還元ジュース		287	7	2	91	0.6	0.04	0.03	0.03	0.3	0
	なつめ・乾		35	5	6	89	4.4	0.09	0.06	0.08	0.5	0
	あんず・乾		35	11	1	88	3.4	0.02	0.01	0.01	0.8	0
	ゆず・果汁・生		467	8	4	88	1.9	0.06	0.04	0.05	0.5	0
	オリーブピクルス・グリーン		69	2	87	11	2.3	1.74	0.09	0.48	0.2	2.5
	オリーブピクルス・ライプ		85	2	87	11	2.1	1.76	0.08	0.48	0.7	1.4
	オリーブピクルス・スタッフド		73	2	87	11	2.7	1.75	0.09	0.48	0.2	3.7
	ココナッツミルク		66	4	89	7	0.1	8.77	0	0.09	0.5	0
	2-3 果物・加工品(ジャム)											
副菜	りんごジャム		47	0	0	100	0.4	0	0	0.01	0	0
	あんずジャム・高糖度		38	0	0	100	0.3	0	0	0	0.1	0
	オレンジママレード・高糖度		39	0	0	100	0.3	0.01	0	0	0	0
	あんずジャム・低糖度		49	1	0	99	0.6	0.01	0	0	0.1	0
	いちごジャム・低糖度		51	1	0	99	0.6	0.01	0.01	0.01	0.1	0
	オレンジママレード・低糖度		52	1	0	99	0.7	0.01	0	0	0	0
	いちごジャム・高糖度		39	1	0	99	0.5	0.01	0	0	0.1	0
	ぶどうジャム		52	1	0	99	0.5	0	0	0	1.7	0
	ブルーベリージャム		55	2	1	97	2.4	0.02	0.02	0.02	0.2	0
❸ 乳製品												
	3-1 乳類・生											
	生乳・ジャージー種		125	19	58	23	0	4.21	0.02	0.20	0.1	0.1
	生乳・ホルスタイン種		152	21	52	27	0	3.60	0.03	0.20	0	0.2
	普通牛乳	3/4カップ	149	21	52	27	0	3.46	0.03	0.15	0	0.1
	3-2 乳類・加工											
	クリーム・乳脂肪		23	2	95	3	0	6.38	0.05	0.27	0	0
	クリーム・乳脂肪・植物性脂肪		24	4	93	3	0	4.48	0.05	0.24	0	0.1
	クリーム・植物性脂肪		26	7	90	3	0	2.30	0.06	0.19	0.1	0.2
	コーヒーホワイトナー・液状・植物性脂肪		40	7	90	3	0	2.30	0.06	0.19	0	0.2

分類	食品	目安	食品重量 (g)	たんぱく質 (%・kcal)	脂質	炭水化物	食物繊維総量(FD) (g)	脂肪酸 飽和(SFA) (g)	脂肪酸 多価 n-3 (g)	脂肪酸 多価 n-6 (g)	鉄分 (mg)	食塩相当量 (g)
	食事摂取基準(2010年版)目安	100kcal当たり		10	20~25	50~70	0.9	0.5~0.78	0.09	0.45	0.6	0.4未満
	クリームチーズ		29	10	87	3	0	5.86	0.07	0.18	0	0.2
	コーヒーホワイトナー・液状・乳脂肪・植物性脂肪		44	8	85	7	0	3.79	0.05	0.21	0	0.2
	ホイップクリーム・乳脂肪		24	2	82	16	0	5.57	0.04	0.24	0	0
	ホイップクリーム・乳脂肪・植物性脂肪		24	4	79	17	0	3.81	0.04	0.20	0	0.1
	コーヒーホワイトナー・液状・乳脂肪		47	10	79	11	0	5.49	0.04	0.24	0	0.2
	チーズスプレッド		33	22	77	1	0	5.17	0.06	0.15	0.1	0.8
	ホイップクリーム・植物性脂肪		25	6	76	18	0	1.95	0.05	0.16	0.1	0.1
	ブルーチーズ	1切れ	29	23	76	1	0	4.92	0.04	0.19	0.1	1.1
	カマンベールチーズ	1切れ	32	26	73	1	0	4.79	0.05	0.17	0.1	0.6
	チェダーチーズ		24	26	73	1	0	4.85	0.06	0.13	0.1	0.5
	エメンタールチーズ		23	27	72	1	0	4.42	0.08	0.12	0.1	0.3
副・菜	ゴーダチーズ		26	29	70	1	0	4.67	0.05	0.13	0.1	0.5
	プロセスチーズ	1切れ	29	28	70	2	0	4.72	0.05	0.12	0.1	0.8
	エダムチーズ		28	34	64	2	0	4.48	0.04	0.10	0.1	0.6
	パルメザンチーズ	大さじ3杯	21	39	59	2	0	3.82	0.06	0.14	0.1	1.0
	ラクトアイス・普通脂肪		45	6	55	39	0	4.07	0	0.27	0	0.1
	加工乳・濃厚		136	20	52	28	0	3.71	0.03	0.16	0	0.3
	アイスクリーム・高脂肪		47	7	51	42	0	3.29	0.04	0.22	0	0.1
	無糖練乳		69	20	50	30	0	3.38	0.01	0.07	0.1	0.3
	全粉乳	大さじ3杯	20	22	48	30	0	3.26	0.04	0.13	0.1	0.1
	調製粉乳	大さじ3杯	19	10	47	43	0	2.19	0.07	0.91	1.3	0.1
	ヨーグルト・全脂無糖	3/4カップ	162	25	45	30	0	2.97	0.02	0.13	0	0.3
	アイスクリーム・普通脂肪		55	9	40	51	0	2.57	0.03	0.17	0.1	0.2
	カッテージチーズ	1/2カップ	96	54	39	7	0	2.61	0.02	0.10	0.1	1.0
	アイスミルク		60	8	35	57	0	2.78	0.01	0.08	0.1	0.2
	ソフトクリーム		68	10	35	55	0	2.53	0.02	0.11	0.1	0.2
	乳飲料コーヒー		180	16	32	52	0	2.37	0.04	0.09	0.2	0.2

分類	食品	目安	食品重量	たんぱく質	脂質	炭水化物	食物繊維総量 (FD)	脂肪酸 飽和 (SFA)	脂肪酸 多価 n-3	脂肪酸 多価 n-6	鉄分	食塩相当量
			(g)	(%・kcal)			(g)	(g)	(g)	(g)	(mg)	(g)
	食事摂取基準 (2010年版)目安	100kcal 当たり		10	20~25	50~70	0.9	0.5~0.78	0.09	0.45	0.6	0.4未満
副菜	加糖練乳	大さじ2杯	30	9	23	68	0	1.64	0.01	0.06	0.1	0.1
	加工乳・低脂肪	1カップ	215	35	20	45	0	1.44	0	0.06	0.2	0.4
	ラクトアイス・低脂肪		93	7	17	76	0	1.31	0.01	0.05	0.1	0.1
	ヨーグルト・ドリンクタイプ		154	18	7	75	0	0.51	0	0.02	0.1	0.2
	シャーベット		78	3	7	90	0	0.60	0	0.03	0.1	0
	脱脂乳		299	43	3	54	0	0.21	0	0	0.3	0.3
	脱脂粉乳	大さじ3杯	28	40	3	57	0	0.12	0	0.01	0.1	0.4
	ヨーグルト・脱脂加糖	3/4カップ	150	26	3	71	0	0.20	0	0.02	0.2	0.3
	乳酸菌飲料・乳製品		141	6	1	93	0	0.04	0	0	0	0
	乳酸菌飲料・殺菌乳製品		46	3	0	97	0	0.03	0	0	0	0
	乳酸菌飲料・非乳製品		174	3	0	97	0	0	0	0	0	0

100kcal食品交換表【油脂類】

1日の総摂取熱量の10～25％が目安

主食，主菜，副菜の調理に油を使用することがしばしばありますが，油脂類の熱量は，同じ重量のたんぱく質や炭水化物の2倍以上であるため，摂取量に注意しましょう。また，n－6，n－3を多く含む油もよく考えて使用しましょう。

分類	食品	目安	食品重量	たんぱく質	脂質	炭水化物	食物繊維総量 (FD)	脂肪酸 飽和(SFA)	脂肪酸 多価 n-3	脂肪酸 多価 n-6	鉄分	食塩相当量
			(g)	(%・kcal)			(g)				(mg)	(g)
	食事摂取基準(2010年版)目安	100kcal当たり		10	20~25	50~70	0.9	0.5~0.78	0.09	0.45	0.6	0.4未満
	❶ 油（マヨネーズなどの油性調味料を含む）											
油脂類	オリーブ油	大さじ1杯	11	0	100	0	0	1.44	0.07	0.72	0	0
	ごま油	大さじ1杯	11	0	100	0	0	1.63	0.03	4.44	0	0
	サフラワー油・高オレイン酸精製油	大さじ1杯	11	0	100	0	0	0.80	0.02	1.46	0	0
	サフラワー油・高リノール酸精製油	大さじ1杯	11	0	100	0	0	1.01	0.02	7.60	0	0
	調合油	大さじ1杯	11	0	100	0	0	1.19	0.74	3.71	0	0
	有塩バター	大さじ1杯	13	0	100	0	0	5.51	0.02	0.46	0	0
	無塩バター	大さじ1杯	13	0	100	0	0	6.87	0.04	0.23	0.1	0
	ひまわり油・高リノール酸精製油	大さじ1杯	11	0	100	0	0	1.11	0.05	6.24	0	0
	ひまわり油・高オレイン酸精製油	大さじ1杯	11	0	100	0	0	0.95	0.02	0.71	0	0
	牛脂	大さじ1杯	11	0	100	0	0	4.37	0.02	0.37	0	0
	ラード	大さじ1杯	11	0	100	0	0	4.36	0.02	0.37	0	0
	大豆油	大さじ1杯	11	0	100	0	0	1.61	0.66	5.39	0	0
	ひまわり油・ミッドオレイン酸精製油	大さじ1杯	11	0	100	0	0	0.96	0.02	3.03	0	0
	ショートニング	大さじ1杯	11	0	100	0	0	3.68	0.11	0.97	0	0
	ラー油		11	0	100	0	0	1.59	0.04	4.65	0	0
	とうもろこし油	大さじ1杯	11	0	100	0	0	1.42	0.08	5.52	0	0
	綿実油	大さじ1杯	11	0	100	0	0	2.29	0.04	5.81	0	0

分類	食品	目安	食品重量 (g)	たんぱく質 (g)	脂質 (%·kcal)	炭水化物 (g)	食物繊維総量 (g)	飽和(SFA) (g)	多価 n-3 (g)	多価 n-6 (g)	鉄分 (mg)	食塩相当量 (g)
	食事摂取基準(2010年版)目安	100kcal当たり		10	20~25	50~70	0.9	0.5~0.78	0.09	0.45	0.6	0.4未満
	なたね油	大さじ1杯	11	0	100	0	0	0.77	0.82	2.02	0	0
	パーム油	大さじ1杯	11	0	100	0	0	5.11	0.02	0.97	0	0
	米ぬか油	大さじ1杯	11	0	100	0	0	2.04	0.12	3.49	0	0
	パーム核油	大さじ1杯	11	0	100	0	0	8.29	0	0.26	0	0
	ソフトタイプマーガリン	大さじ1杯	13	0	99	1	0	2.88	0.15	2.97	0	0
	ファットスプレッド(マーガリン類;重量比油脂80%未満)	大さじ1杯	16	0	99	1	0	2.61	0.21	2.55	0	0
	発酵バター	大さじ1杯	13	0	97	3	0	6.72	0.04	0.25	0.1	0.2
	マヨネーズ・卵黄型		15	2	97	1	0	1.02	0.75	2.67	0.1	0.3
	マヨネーズ・全卵型		14	1	96	3	0	0.95	0.59	3.28	0	0.3
	フレンチドレッシング	※	25	0	93	6	0	0.89	0.75	2.56	0	0.7
	サウザンアイランドドレッシング		24	1	90	9	0.1	0.92	0.70	2.43	0.1	0.9
❷ 種実類												
油脂類	マカダミアナッツ・いり・味付け	6個	14	4	89	7	0.9	1.73	0.01	0.20	0.2	0.1
	まつ・いり		14	7	88	5	1.0	0.84	0.03	4.54	0.9	0
	くるみ・いり	3個	15	8	85	7	1.1	1.02	1.33	6.13	0.4	0
	ヘーゼルナッツ・フライ・味付け		15	7	85	8	1.1	0.91	0.01	0.77	0.5	0
	ココナッツパウダー		15	3	82	15	2.1	8.27	0	0.15	0.4	0
	ひまわり・フライ・味付け		16	11	77	12	1.1	0.93	0.01	4.62	0.6	0.1
	ごま・いり	大さじ2杯	17	12	76	8	2.1	1.31	0.03	3.88	1.7	0
	ピスタチオ・いり・味付け	20粒	16	10	76	14	1.5	1.00	0.03	2.64	0.5	0.1
	かぼちゃ・いり・味付け		17	16	75	9	1.3	1.11	0.19	3.36	1.1	0
	アーモンド・フライ・味付け		17	11	74	15	2.0	1.67	0	2.07	0.5	0
	バターピーナッツ		17	15	73	6	1.2	1.67	0.01	2.55	0.3	0.1
	すいか・いり・味付け		18	19	71	10	1.3	1.14	0.01	4.57	1.0	0.3
	ピーナッツバター	大さじ1杯	16	16	71	9	1.0	1.77	0.01	2.29	0.3	0.1
	らっかせい・いり・大粒種	20粒	17	16	71	8	1.2	1.53	0.02	2.51	0.3	0
	らっかせい・いり・小粒種		17	16	71	8	1.2	1.84	0.02	2.86	0.3	0
	カシューナッツ・フライ・味付け		17	12	69	19	1.2	1.73	0.01	1.39	0.8	0.1

※フレンチドレッシングにはこのほかに酢酸 1kcal が含まれる。

100kcal食品交換表【アルコール】

分類	食品	目安	食品重量 (g)	たんぱく質	脂質	炭水化物	アルコール	脂肪酸 飽和 (SFA) (g)	脂肪酸 多価 n-3 (g)	脂肪酸 多価 n-6 (g)	鉄分 (mg)	食塩相当量 (g)
				(%・kcal)								
	食事摂取基準 (2010年版)目安	100kcal 当たり		10	20~25	50~70		0.5~0.78	0.09	0.45	0.6	0.4未満
アルコール	しょうちゅう・甲類		49	0	0	0	100	0	0	0	0	0
	しょうちゅう・乙類		69	0	0	0	100	0	0	0	0	0
	ウイスキー		42	0	0	0	100	0	0	0	0	0
	ブランデー		42	0	0	0	100	0	0	0	0	0
	ウオッカ		42	0	0	0	100	0	0	0	0	0
	ジン		35	0	0	0	100	0	0	0	0	0
	ラム酒		42	0	0	0	100	0	0	0	0	0
	赤ワイン		137	1	0	8	91	0	0	0	0.5	0
	白ワイン		137	0	0	11	88	0	0	0	0.4	0
	清酒・純米酒		97	2	0	13	85	0	0	0	0.1	0
	清酒・吟醸酒		96	1	0	14	85	0	0	0	0	0
	清酒・純米吟醸酒		97	2	0	15	83	0	0	0	0	0
	清酒・本醸造酒		94	1	0	17	82	0	0	0	0	0
	清酒・上撰		92	1	0	19	80	0	0	0	0	0
	ロゼワイン		130	1	0	20	79	0	0	0	0.5	0
	紹興酒		79	5	0	16	79	0	0	0	0.2	0
	発泡酒		224	1	0	32	67	0	0	0	0	0
	淡色ビール		251	3	0	31	66	0	0	0	0	0
	黒ビール		218	3	0	32	65	0	0	0	0.2	0
	梅酒		64	0	0	53	47	0	0	0	0	0
	薬味酒		55	0	0	59	41	0	0	0	0	0
	本みりん		41	0	0	72	28	0	0	0	0	0

100kcal食品交換表【菓子】

分類	食 品	目 安	食品重量 (g)	たんぱく質 (%・kcal)	脂質 (%・kcal)	炭水化物 (%・kcal)	※しょ糖 (kcal)	脂肪酸 飽和(SFA) (g)	脂肪酸 多価 n-3 (g)	脂肪酸 多価 n-6 (g)	鉄分 (mg)	食塩相当量 (g)
	食事摂取基準(2010年版)目安	100kcal当たり		10	20~25	50~70		0.5~0.78	0.09	0.45	0.6	0.4未満
菓子	ホワイトチョコレート	小3枚	17	5	60	35	0	3.89	0.02	0.20	0	0
	ポテトチップス		18	3	57	40	0	0.70	0.43	2.17	0.3	0.2
	ミルクチョコレート	小3枚	18	5	55	40	26	3.56	0.02	0.18	0.4	0
	ババロア		46	10	53	37	31	2.40	0.05	0.37	0.3	0
	成形ポテトチップス		19	4	53	43	0	2.40	0.01	0.41	0.2	0.2
	アップルパイ	1/5個	33	2	52	43	21	1.19	0.14	1.46	0.1	0.2
	シュークリーム	1/2個	41	14	50	36	23	1.76	0.07	0.65	0.5	0.1
	ソフトビスケット	4枚	19	4	48	48	15	2.38	0.03	0.26	0.1	0.1
	イーストドーナッツ		26	7	47	46	7	0.92	0.27	1.48	0.2	0.1
	コーンスナック		19	4	46	50	0	1.90	0.02	0.86	0.1	0.1
	オイルスプレークラッカー		20	7	41	52	0	1.83	0.04	0.52	0.2	0.3
	いもかりんとう		21	1	39	60	28	0.48	0.29	1.46	0.2	0
	ショートケーキ	1/4個	29	9	37	54	26	1.55	0.03	0.25	0.1	0.1
	小麦粉あられ		21	6	37	57	0	1.35	0.05	0.49	0.1	0.4
	カスタードプディング	1/2個	79	17	36	47	33	1.53	0.04	0.37	0.5	0.2
	サブレ		21	5	32	63	27	1.17	0.04	0.41	0.1	0
	ケーキドーナッツ	1/2個	27	7	28	65	30	0.82	0.09	0.63	0.2	0.1
	ウエハース		22	7	27	66	30	1.31	0.01	0.19	0.1	0.1
	キャラメル		23	4	24	72	59	1.72	0.01	0.07	0.1	0.1
	かりんとう・黒		23	7	24	69	30	0.33	0.17	0.95	0.4	0
	げっぺい		28	6	22	72	35	0.63	0.10	0.70	0.3	0
	ソーダクラッカー	7枚	23	10	21	69	0	0.86	0.01	0.21	0.2	0.4
	ハードビスケット		23	7	21	72	16	0.92	0.02	0.24	0.2	0.2
	ホットケーキ		38	11	19	70	11	0.80	0.03	0.30	0.3	0.3
	スポンジケーキ		34	11	17	72	38	0.50	0.02	0.28	0.3	0.1
	カステラ		31	8	13	79	47	0.44	0.02	0.24	0.3	0
	タルト		34	8	9	83	52	0.25	0.02	0.16	0.3	0

分類	食品	目安	食品重量	たんぱく質	脂質	炭水化物	しょ糖	脂肪酸 飽和(SFA)	脂肪酸 多価 n-3	脂肪酸 多価 n-6	鉄分	食塩相当量
			(g)	(%・kcal)			(kcal)	(g)			(mg)	(g)
	食事摂取基準(2010年版)目安	100kcal当たり		10	20~25	50~70		0.5~0.78	0.09	0.45	0.6	0.4未満
菓子	どら焼	1/2個	35	9	8	83	51	0.23	0.02	0.18	0.3	0.1
	かわらせんべい		25	8	8	84	46	0.23	0.02	0.20	0.2	0.1
	衛生ボーロ		26	3	5	92	48	0.16	0.01	0.08	0.2	0
	くりまんじゅう		32	8	4	88	52	0.10	0.01	0.10	0.2	0
	今川焼	1/2個	45	8	4	88	42	0.12	0.01	0.13	0.4	0.1
	米菓・あられ		26	8	3	89	0	0.12	0.01	0.12	0.1	0.4
	甘納豆・いんげんまめ		33	7	3	90	76	0.04	0.08	0.05	0.5	0.1
	甘納豆・あずき		34	8	2	90	77	0.02	0.02	0.04	0.7	0
	あん入り生八つ橋		36	6	2	90	56	0.04	0.01	0.05	0.3	0
	大福もち	1/2個	43	8	2	90	25	0.04	0	0.04	0.3	0
	くし団子・あん		50	8	2	90	19	0.05	0	0.06	0.3	0
	くし団子・しょうゆ		51	6	2	90	15	0.07	0	0.07	0.2	0.3
	米菓・甘辛せんべい		26	7	2	91	9	0.08	0	0.08	0.2	0.3
	おこし		26	4	2	94	39	0.04	0.01	0.06	0.1	0.1
	練りようかん	1/2切れ	34	5	1	94	73	0.01	0.01	0.01	0.4	0
	コーヒーゼリー		223	15	0	85	76	0	0	0	0	0
	マシュマロ		31	3	0	97	52	0	0	0	0	0

※しょ糖の熱量は炭水化物に含まれる熱量である。

外食・食事交換表（100kcal栄養評価表）

分類	料理	1食当たり熱量 / 100kcal当たり (kcal)	食品重量 (g)	たんぱく質 (％・kcal)	脂質 (％・kcal)	炭水化物 (％・kcal)	食物繊維総量 (FD) (g)	脂肪酸 飽和 (SFA) (g)	脂肪酸 多価不飽和 (PUFA) (g)	鉄分 (mg)	食塩相当量 (g)
	食事摂取基準（2010年版）目安	100kcal当たり		10	20～25	50～70	0.9	0.5～0.78	0.54	0.6	0.4未満
セットメニュー	ロースかつ定食	1,212	613	162	450	600	4.6	14.29	11.35	2.5	3.4
		100	51	13	37	50	0.4	1.18	0.94	0.2	0.3
	肉野菜炒め定食類	1,005	643	99	371	535	6.9	13.90	6.20	2.3	4.3
		100	75	10	37	53	0.7	1.38	0.62	0.2	0.4
	さば定食	1,031	397	153	376	503	3.6	7.17	11.19	3.6	4.6
		100	39	15	36	49	0.4	0.70	1.09	0.4	0.5
	しょうが焼き定食	985	590	132	357	496	3.1	12.43	6.77	2.0	3.8
		100	60	13	36	51	0.3	1.26	0.69	0.2	0.4
	ハンバーグ定食	868	496	125	289	454	4.3	10.24	4.86	3.0	3.9
		100	57	14	33	52	0.5	1.18	0.56	0.4	0.4
	唐揚げ定食	1,024	684	171	319	534	3.4	7.99	8.77	2.5	4.1
		100	67	17	31	52	0.4	0.78	0.86	0.2	0.4
	かつ丼・うどんセット	1,698	1122	224	443	1031	8.5	13.41	12.23	5.1	6.8
		100	66	13	26	61	0.5	0.79	0.72	0.3	0.4
	マーボ豆腐定食	803	518	112	205	486	3.7	4.42	8.38	3.5	6.2
		100	65	14	26	60	0.5	0.55	1.04	0.4	0.8
	さんま焼魚定食	767	428	137	193	437	2.7	3.72	4.72	3.1	3.5
		100	56	18	25	57	0.4	0.49	0.62	0.4	0.5
	ミックスフライ定食	1,071	624	201	260	609	5.4	4.50	10.17	3.2	3.2
		100	58	19	24	57	0.5	0.42	0.95	0.3	0.3
	レバー野菜炒め定食	708	611	101	171	436	6.1	4.15	5.31	11.6	4.1
		100	86	14	24	62	0.9	0.59	0.75	1.6	0.6
	魚フライ定食	878	590	132	205	540	4.1	3.28	8.28	2.6	3.5
		100	67	15	23	62	0.5	0.37	0.94	0.3	0.4
	天ざるそば（天ぷら+ざるそば）	748	488	124	175	449	8.9	2.65	7.63	3.9	2.8
		100	65	17	23	60	1.2	0.35	1.02	0.5	0.4
	えびフライ定食	901	528	152	210	539	3.3	4.43	7.50	2.7	3.0
		100	59	17	23	60	0.4	0.49	0.83	0.3	0.3
	そば・ごはん定食	971	571	121	212	638	6.6	4.71	7.21	3.4	3.4
		100	59	13	22	65	0.7	0.49	0.74	0.4	0.4

分類	料理	1食当たり熱量 / 100kcal当たり (kcal)	食品重量 (g)	たんぱく質	脂質	炭水化物	食物繊維総量 (g)	脂肪酸 飽和 (SFA) (g)	脂肪酸 一価不飽和 (FD) (g)	脂肪酸 多価不飽和 (PUFA) (g)	鉄分 (mg)	食塩相当量 (g)
				(%・kcal)								
	食事摂取基準(2010年版)目安	100kcal当たり		10	20~25	50~70	0.9	0.5~0.78		0.54	0.6	0.4未満
セットメニュー	天ぷら定食	901	629	135	196	570	5.0	2.92		8.39	2.7	4.4
		100	70	15	22	63	0.6	0.32		0.93	0.3	0.5
	天丼セット(味噌汁+漬物+煮物等付)	1,135	790	160	221	753	6.8	3.44		9.57	3.8	3.8
		100	70	14	20	66	0.6	0.30		0.84	0.3	0.3
	エビチリライスセット	575	566	99	98	378	2.3	1.32		4.37	2.3	3.5
		100	98	17	17	66	0.4	0.23		0.76	0.4	0.6
	うな丼セット(そば等付)	1,079	723	140	175	764	5.4	4.48		4.75	3.2	4.3
		100	67	13	16	71	0.5	0.42		0.44	0.3	0.4
	うどんセットメニュー	768	636	89	119	560	5.8	3.11		3.88	2.9	4.2
		100	83	12	15	73	0.8	0.41		0.51	0.4	0.6
	刺身定食	622	476	145	93	384	3.1	2.16		2.78	2.5	4.4
		100	76	23	15	62	0.5	0.35		0.45	0.4	0.7
	チャーハン・ラーメンセット	1,031	769	91	139	801	4.1	2.37		5.88	1.0	3.1
		100	75	9	14	77	0.4	0.23		0.57	0.1	0.3
主食	ごはん	428	240	26	9	395	0.9	0.26		0.26	0.4	0
		100	56	6	2	92	0.2	0.06		0.06	0.1	0
	ごはん(セットにつく)	302	180	19	5	279	0.6	0.18		0.18	0.3	0
		100	60	6	2	92	0.2	0.06		0.06	0.1	0
	酢飯	381	235	21	7	352	0.8	0.23		0.23	0.4	1.5
		100	62	6	2	92	0.2	0.06		0.06	0.1	0.4
丼	かつ丼・かつ重(味噌汁+漬物付)	984	551	133	295	557	3.0	10.15		6.38	2.4	3.0
		100	56	13	30	57	0.3	1.03		0.65	0.2	0.3
	うな丼・うな重(味噌汁+漬物付)	936	556	151	273	513	1.9	7.59		4.53	2.3	5.0
		100	59	16	29	55	0.2	0.81		0.48	0.2	0.5
	中華丼	687	537	75	172	440	3.3	4.45		5.21	1.1	2.9
		100	78	11	25	64	0.5	0.65		0.76	0.2	0.4
	天丼・天重(味噌汁+漬物付)	845	517	134	148	563	2.5	2.26		6.38	2.0	3.2
		100	61	16	18	66	0.3	0.27		0.76	0.2	0.4
	親子丼(味噌汁+漬物付)	734	523	115	121	498	2.5	3.79		2.22	2.2	2.8
		100	71	16	17	67	0.3	0.52		0.30	0.3	0.4
	卵丼(味噌汁+漬物付)	659	496	79	75	505	2.2	2.20		1.85	2.2	3.3
		100	75	12	11	77	0.3	0.33		0.28	0.3	0.5
弁当	幕の内お重	1,209	658	164	446	598	6.0	7.50		16.93	2.4	7.3
		100	54	14	37	49	0.5	0.62		1.40	0.2	0.6

分類	料理	1食当たり熱量 / 100kcal当たり (kcal)	食品重量 (g)	たんぱく質 (%・kcal)	脂質 (%・kcal)	炭水化物 (g)	食物繊維総量 (FD) (g)	脂肪酸 飽和 (SFA) (g)	脂肪酸 多価不飽和 (PUFA) (g)	鉄分 (mg)	食塩相当量 (g)
	食事摂取基準 (2010年版) 目安	100kcal当たり		10	20~25	50~70	0.9	0.5~0.78	0.54	0.6	0.4未満
弁当	洋風幕の内弁当	1,019	649	183	312	524	6.1	10.80	5.60	4.1	3.1
		100	64	18	31	51	0.6	1.06	0.55	0.4	0.3
そ の 他	五目釜飯	594	268	75	37	481	3.3	1.13	0.74	1.2	1.8
		100	45	13	6	81	0.6	0.19	0.13	0.2	0.3
	きのこ釜飯	543	395	50	10	483	2.2	0.33	0.33	0.5	0
		100	73	9	2	89	0.4	0.06	0.06	0.1	0
	マカロニグラタン	465	241	61	193	211	2.8	12.51	1.26	0.9	1.9
		100	52	13	41	45	0.6	2.69	0.27	0.2	0.4
	かつカレーライス	1,039	422	152	421	467	3.1	16.05	6.91	2.1	4.2
		100	41	15	41	44	0.3	1.55	0.67	0.2	0.4
	ベーコンピラフ	981	572	86	371	524	4.9	13.25	7.55	2.0	2.9
		100	58	9	38	53	0.5	1.35	0.77	0.2	0.3
	カレーチャーハン	751	446	93	216	442	2.3	5.18	6.31	3.0	2.3
		100	59	12	29	59	0.3	0.69	0.84	0.4	0.3
	チャーハン (味噌汁かスープ付)	680	422	73	177	429	1.5	4.84	4.85	1.5	3.1
		100	62	11	26	63	0.2	0.71	0.71	0.2	0.5
	カレーライス	698	376	56	163	479	3.5	6.61	2.37	2.1	3.8
		100	54	8	23	69	0.5	0.95	0.34	0.3	0.6
	オムライス	504	296	42	104	358	1.5	2.52	2.98	1.0	5.0
		100	59	8	21	71	0.3	0.50	0.59	0.2	1.0
	かにピラフ	567	354	57	112	398	1.1	5.61	1.25	1.1	1.1
		100	62	10	20	70	0.2	0.99	0.22	0.2	0.2
	シーフードピラフ (味噌汁＋漬物付)	539	353	60	107	372	2.4	3.58	2.99	1.6	2.4
		100	65	11	20	69	0.5	0.67	0.56	0.3	0.5
	セットのカレーライス	475	212	48	77	351	5.7	1.47	2.71	3.3	0
		100	45	10	16	74	1.2	0.31	0.57	0.7	0
す し	ねぎとろ	807	401	110	232	465	2.4	5.65	6.13	2.4	2.4
		100	50	14	29	57	0.3	0.70	0.76	0.3	0.3
	ねぎとろ丼	508	267	57	105	346	1.0	2.59	2.79	1.0	1.0
		100	53	11	21	68	0.2	0.51	0.55	0.2	0.2
	上ちらし	688	439	131	102	455	1.7	2.52	2.60	2.2	4.3
		100	64	19	15	66	0.2	0.37	0.38	0.3	0.6
	にぎりずし	627	392	122	82	424	1.6	1.99	2.14	2.0	3.5
		100	62	19	13	68	0.3	0.32	0.34	0.3	0.6

分類	料理	1食当り熱量 / 100kcal当たり (kcal)	食品重量 (g)	たんぱく質 (%・kcal)	脂質 (%・kcal)	炭水化物 (g)	食物繊維総量 (g)	脂肪酸 飽和 (SFA) (g)	脂肪酸 多価不飽和 (PUFA) (g)	鉄分 (mg)	食塩相当量 (g)
	食事摂取基準(2010年版)目安	100kcal当たり		10	20~25	50~70	0.9	0.5~0.78	0.54	0.6	0.4未満
すし	五目重	512	359	41	28	443	3.1	0.82	0.56	1.0	3.6
		100	70	8	5	87	0.6	0.16	0.11	0.2	0.7
	のり巻	432	300	38	19	374	4.7	0.58	0.50	1.3	2.4
		100	70	9	5	86	1.1	0.14	0.12	0.3	0.6
	鉄火巻き	544	366	124	20	400	2.0	0.46	0.44	1.8	3.3
		100	67	23	4	73	0.4	0.09	0.08	0.3	0.6
	鉄火丼	601	405	133	20	448	1.5	0.52	0.47	1.7	3.0
		100	67	22	3	75	0.3	0.09	0.08	0.3	0.5
	まぐろ丼	534	341	103	14	417	0.5	0.43	0.37	1.1	1.6
		100	64	19	3	78	0.1	0.08	0.07	0.2	0.3
パン	ミックスピザ	937	387	169	371	397	5.6	16.87	6.28	2.8	5.6
		100	41	18	40	42	0.6	1.80	0.67	0.3	0.6
うどん	天ぷらうどん	537	365	86	155	296	2.7	2.09	6.87	1.6	3.2
		100	68	16	29	55	0.5	0.39	1.28	0.3	0.6
	うどん 副菜の具が多い(ミックス・けんちんうどん)	530	506	58	107	364	5.0	2.36	3.94	1.9	5.0
		100	96	11	20	69	1.0	0.45	0.75	0.4	1.0
	うどん 主菜の具が多い(かき・カレーなど)	544	530	93	104	349	4.4	3.00	2.88	3.4	3.9
		100	97	17	19	64	0.8	0.55	0.53	0.6	0.7
	鍋焼きうどん	542	516	104	103	335	4.0	2.28	3.46	2.0	3.7
		100	95	19	19	62	0.7	0.42	0.64	0.4	0.7
	鴨南蛮うどん	360	351	85	26	249	2.5	0.61	0.76	3.2	1.8
		100	98	24	7	69	0.7	0.17	0.21	0.9	0.5
	うどん 具が少ない(ざる・かけ・きつね)	405	321	42	28	334	3.0	0.70	1.50	1.0	3.7
		100	79	10	7	83	0.8	0.17	0.37	0.3	0.9
そば	天ぷらそば	671	445	116	153	402	6.6	2.37	6.71	3.4	2.7
		100	66	17	23	60	1.0	0.35	1.00	0.5	0.4
	日本そば 具が多い(鴨・鶏・豚肉そば・カレー南蛮等)	587	455	117	94	375	6.9	3.03	2.28	4.2	2.4
		100	78	20	16	64	1.2	0.52	0.39	0.7	0.4
	日本そば 具が少ない(もり・ざる・かけ・たぬき)	458	336	64	39	354	6.0	0.79	1.80	2.7	2.5
		100	73	14	9	77	1.3	0.17	0.39	0.6	0.5
	日本そば 具が多い(おろし・山菜・田舎そば)	523	514	79	38	406	9.4	0.86	1.43	3.3	2.1
		100	98	15	7	78	1.8	0.16	0.27	0.6	0.4
	ざるそば(天ざる)	446	343	68	31	347	6.6	0.75	1.33	2.9	2.3
		100	77	15	7	78	1.5	0.17	0.30	0.6	0.5

分類	料理	1食当たり熱量 / 100kcal当たり (kcal)	食品重量 (g)	たんぱく質 (%・kcal)	脂質 (%・kcal)	炭水化物 (%・kcal)	食物繊維総量 (FD) (g)	脂肪酸 飽和 (SFA) (g)	脂肪酸 多価不飽和 (PUFA) (g)	鉄分 (mg)	食塩相当量 (g)
	食事摂取基準 (2010年版) 目安	100kcal当たり		10	20~25	50~70	0.9	0.5~0.78	0.54	0.6	0.4未満
ラーメン	味噌ラーメン	541	327	70	173	298	6.0	4.90	5.44	2.4	4.1
		100	60	13	32	55	1.1	0.91	1.01	0.5	0.8
	中華そば 副菜の具が多い (タン麺・わかめなど)	485	477	70	144	271	5.9	4.76	3.42	1.8	3.9
		100	98	14	30	56	1.2	0.98	0.71	0.4	0.8
	中華そば 主菜の具が多い (チャーシューメン・五目など)	563	530	104	148	311	4.8	5.14	3.15	1.6	3.7
		100	94	18	26	56	0.9	0.91	0.56	0.3	0.7
	中華そば 具が少ない (ラーメン)	377	392	67	46	264	3.3	1.41	1.41	1.1	4.0
		100	104	18	12	70	0.9	0.37	0.37	0.3	1.1
焼きそば	五目焼きそば	585	235	58	216	310	4.1	5.99	6.40	1.2	2.3
		100	40	10	37	53	0.7	1.03	1.10	0.2	0.4
	ソース焼きそば	664	356	71	173	420	6.2	4.34	5.93	1.5	3.8
		100	54	11	26	63	0.9	0.65	0.89	0.2	0.6
スパゲティ	スパゲティ ボンゴレ	570	435	96	200	274	6.3	5.93	2.22	3.4	2.9
		100	76	17	35	48	1.1	1.04	0.39	0.6	0.5
	スパゲティ ミートソース	766	445	98	241	427	6.1	9.19	6.13	3.1	4.6
		100	58	13	32	55	0.8	1.20	0.80	0.4	0.6
	スパゲティ ナポリタン	661	451	71	173	417	7.3	5.02	6.15	2.6	4.0
		100	68	11	26	63	1.1	0.76	0.93	0.4	0.6
	和風スパゲティ	399	174	56	47	296	5.2	0.84	2.35	1.6	1.6
		100	44	14	12	74	1.3	0.21	0.59	0.4	0.4
副菜	サラダ (チーズ)	145	91	5	121	19	0.7	1.52	4.10	0.1	0.9
		100	63	3	84	13	0.5	1.05	2.83	0.1	0.6
	サラダ (きゃべつ, にんじん, レタス)	93	91	3	76	15	0.9	0.76	2.90	0.2	0.4
		100	98	3	81	16	1.0	0.81	3.11	0.2	0.4
	サラダ (ごぼう, にんじん, れんこん)	53	35	1	38	14	0.8	0.36	1.34	0.1	0.3
		100	66	2	72	26	1.5	0.68	2.53	0.2	0.6
	ポテトサラダ	67	56	3	38	26	0.8	0.38	1.53	0.2	0.4
		100	83	4	57	39	1.2	0.56	2.27	0.3	0.6
	マカロニサラダ	118	42	9	62	47	0.8	0.67	2.53	0.3	0.4
		100	36	8	53	39	0.7	0.57	2.15	0.3	0.3
	冷奴	51	76	19	24	7	0.3	0.47	1.34	0.7	0.3
		100	151	38	48	14	0.5	0.94	2.65	1.4	0.6
	野菜炒め (なす)	21	16	1	9	11	0.2	0.11	0.41	0.1	0.4
		100	77	6	43	51	1.0	0.54	1.96	0.4	2.1

分類	料理	1食当たり熱量 / 100kcal当たり (kcal)	食品重量 (g)	たんぱく質 (%・kcal)	脂質 (%・kcal)	炭水化物 (g)	食物繊維総量（FD）(g)	脂肪酸 飽和（SFA）(g)	脂肪酸 多価不飽和（PUFA）(g)	鉄分 (mg)	食塩相当量 (g)
	食事摂取基準(2010年版)目安	100kcal当たり		10	20～25	50～70	0.9	0.5～0.78	0.54	0.6	0.4未満
副菜	茶碗蒸	77	86	30	31	16	0.3	0.86	0.54	0.8	1.2
		100	112	40	40	20	0.4	1.12	0.70	1.0	1.5
	卵焼き	70	63	15	27	28	0	0.76	0.53	0.5	0.5
		100	90	21	39	40	0	1.08	0.76	0.7	0.7
	サラダ（かぼちゃ，にんじん，ブロッコリー）	59	88	8	22	30	2.8	0.21	0.83	0.5	0.1
		100	149	13	37	50	4.7	0.35	1.41	0.8	0.1
	煮物（ひじき）	36	18	3	11	21	0.4	0.20	0.62	0.5	0.5
		100	52	9	32	59	1.1	0.57	1.73	1.4	1.4
	煮物（ごぼう，にんじん，れんこん）	37	39	3	10	25	1.0	0.12	0.43	0.2	0.6
		100	104	7	26	67	2.7	0.31	1.15	0.5	1.7
	お浸し（ほうれんそう）	3	17	1	1	1	0.4	0.01	0.03	0.1	0
		100	571	42	18	40	14.4	0.20	0.84	3.6	0
	煮物（豆腐）	31	35	6	5	19	0.1	0.11	0.30	0.3	1.1
		100	112	20	18	62	0.2	0.34	0.96	1.0	3.5
	しらす和え	14	37	8	1	5	0.4	0.02	0.04	0.1	0.3
		100	263	54	10	36	2.7	0.14	0.25	0.7	2.3
	煮物（切干だいこん）	35	21	3	1	30	1.5	0.03	0.08	0.5	0.9
		100	60	10	4	86	4.4	0.09	0.24	1.4	2.6
	とろろ	137	130	25	5	107	1.6	0	0	1.0	1.5
		100	95	18	4	78	1.2	0	0	0.7	1.1
	煮物（しいたけ）	11	14	1	0	9	0.4	0	0.01	0.1	0.3
		100	129	14	2	84	3.8	0.02	0.09	0.6	2.7
	煮物（さといも，しいたけ，たけのこ，にんじん）	97	159	12	2	83	3.5	0.01	0.03	0.6	1.5
		100	164	13	2	85	3.6	0.01	0.03	0.6	1.5
	煮物（かぼちゃ）	66	127	7	1	59	2.0	0.01	0.02	0.5	0.9
		100	192	10	1	89	3.1	0.01	0.03	0.7	1.4
	お浸し（もやし）	5	46	2	0	3	0.6	0	0	0.2	0
		100	927	40	0	60	12.3	0	0	3.1	0
漬物	しょうが・酢漬	1	5	0	0	1	0.1	0	0	0	0.4
		100	526	4	19	77	12.6	0	0	4.7	37.4
	はくさい・塩漬	4	25	1	0	2	0.5	0	0.01	0.1	0.6
		100	625	35	6	59	11.3	0.06	0.19	2.5	14.4
	梅干し・塩漬	2	5	0	0	1	0.2	0	0	0	1.1
		100	303	11	5	84	10.9	0	0	3.0	67.0

分類	料理	1食当たり熱量 / 100kcal当たり (kcal)	食品重量 (g)	たんぱく質 (%・kcal)	脂質 (%・kcal)	炭水化物 (%・kcal)	食物繊維総量 (FD) (g)	脂肪酸 飽和 (SFA) (g)	脂肪酸 多価不飽和 (PUFA) (g)	鉄分 (mg)	食塩相当量 (g)
	食事摂取基準(2010年版)目安	100kcal当たり		10	20〜25	50〜70	0.9	0.5〜0.78	0.54	0.6	0.4未満
漬物	だいこん・たくあん漬	10	15	1	0	9	0.5	0	0	0.1	0.7
	塩押しだいこん漬	100	156	8	4	88	5.5	0	0	0.6	6.7
	きゅうり・ぬか味噌漬	5	19	1	0	4	0.3	0	0	0.1	1.0
		100	370	22	3	88	5.6	0.04	0.04	1.1	19.6
	なす・ぬか味噌漬	4	15	1	0	3	0.4	0	0	0.1	0.4
		100	370	25	3	72	10.0	0	0	1.9	9.3
	だいこん・ぬか味噌漬	5	16	1	0	4	0.3	0	0	0	0.6
		100	333	17	3	80	6.0	0	0	1.0	12.7
	かぶ・ぬか味噌漬	5	16	1	0	4	0.3	0	0	0	1.1
		100	323	18	3	79	5.8	0	0	1.0	22.3
	福神漬	19	14	1	0	17	0.5	0	0	0.2	0.7
		100	74	8	1	91	2.9	0	0	1.0	3.8
主菜	ピーマン肉炒め(豚)	494	302	63	373	57	3.5	15.17	4.25	1.5	2.5
		100	61	13	76	11	0.7	3.07	0.86	0.3	0.5
	野菜炒め	232	159	25	168	38	1.9	3.19	6.22	0.7	3.5
		100	69	11	73	16	0.8	1.38	2.69	0.3	1.5
	しょうが焼き(牛)	701	375	87	505	109	2.1	13.11	9.88	2.1	4.2
		100	54	12	72	16	0.3	1.87	1.41	0.3	0.6
	ビーフシチュー	1,150	604	110	812	227	5.8	38.35	3.39	3.5	2.9
		100	53	10	71	19	0.5	3.34	0.30	0.3	0.3
	さば焼魚	290	115	68	204	18	0	3.54	5.71	1.2	0.5
		100	40	24	70	6	0	1.22	1.97	0.4	0.3
	ロース焼き(豚)	434	199	97	305	32	0.9	9.55	7.86	0.9	1.7
		100	46	22	70	8	0.2	2.20	1.81	0.2	0.4
	肉野菜炒め(豚)	391	382	53	269	69	4.2	10	4.45	1.2	2.1
		100	98	13	69	18	1.1	2.56	1.14	0.3	0.5
	ロースかつ(牛)	788	269	95	532	162	1.6	14.42	13.00	2.4	3.9
		100	34	12	68	20	0.2	1.83	1.65	0.3	0.5
	しょうが焼き(豚)	437	218	95	292	49	1.2	11.39	4.60	2.0	2.0
		100	50	22	67	11	0.3	2.61	1.05	0.5	0.5
	えび・さわらフライ (+タコ、ねぎマリネ)	421	203	93	280	48	0.4	11.28	5.09	1.7	3.4
		100	48	22	67	11	0.1	2.68	1.21	0.4	0.8
	ぎんだら焼魚	316	160	76	202	38	0.3	4.11	1.83	0.6	0.6
		100	51	24	64	12	0.1	1.30	0.58	0.2	0.2

分類	料理	1食当たり熱量 (kcal)	食品重量 (g)	たんぱく質 (%・kcal)	脂質	炭水化物	食物繊維総量 (FD) (g)	脂肪酸 飽和 (SFA) (g)	脂肪酸 多価不飽和 (PUFA) (g)	鉄分 (mg)	食塩相当量 (g)
		100kcal当たり									
	食事摂取基準 (2010年版) 目安	100kcal当たり		10	20~25	50~70	0.9	0.5~0.78	0.54	0.6	0.4未満
主菜	ロースかつ（豚）	664	270	125	405	134	2.2	13.59	9.46	1.4	1.3
		100	41	19	61	20	0.3	2.05	1.43	0.2	0.2
	マリネ（さわら, たこ）	169	76	41	102	26	0.2	1.86	3.46	0.5	1.4
		100	45	24	60	16	0.1	1.10	2.05	0.3	0.8
	かつ煮	640	247	125	383	132	1.3	14.34	7.17	1.9	1.3
		100	39	20	60	20	0.2	2.24	1.12	0.3	0.2
	さんま焼魚	271	151	89	161	21	0.4	2.98	2.98	1.9	1.4
		100	56	33	59	8	0.2	1.10	1.10	0.7	0.5
	さば煮	799	260	150	475	174	1.6	8.47	14.38	3.2	4.0
		100	33	19	59	22	0.2	1.06	1.80	0.4	0.5
	さんま開き干し焼魚	254	139	80	149	26	0.2	3.03	3.34	1.4	2.3
		100	55	32	59	9	0.1	1.19	1.31	0.5	0.9
	マーボ豆腐	326	247	77	190	59	1.8	3.99	7.60	2.6	3.6
		100	76	24	58	18	0.6	1.22	2.33	0.8	1.1
	チキンかつ	849	419	180	489	180	2.5	10.95	14.09	3.4	1.7
		100	49	21	58	21	0.3	1.29	1.66	0.4	0.2
	唐揚げ	523	320	135	299	89	2.1	7.48	7.77	1.6	1.9
		100	61	26	57	17	0.4	1.43	1.49	0.3	0.4
	ハンバーグ（合挽）	437	240	87	236	114	2.6	9.22	2.95	2.6	2.6
		100	55	20	54	26	0.6	2.11	0.68	0.6	0.6
	レバー野菜炒め（豚）	280	349	75	149	56	4.6	3.47	4.63	11.7	2.9
		100	125	27	53	20	1.7	1.24	1.65	4.2	1.0
	さば文化干し焼魚	324	163	124	172	28	0.3	3.92	4.31	2.6	2.6
		100	50	38	53	9	0.1	1.21	1.33	0.8	0.8
	肉天	403	262	123	214	66	1.2	8.42	2.54	2.0	2.4
		100	65	30	53	17	0.3	2.09	0.63	0.5	0.6
	えび天	286	95	65	149	72	0.6	2.03	6.52	0.9	0.4
		100	33	23	52	25	0.2	0.71	2.28	0.3	0.1
	かきフライ	214	172	34	107	73	1.3	1.58	4.17	1.9	1.1
		100	80	16	50	34	0.6	0.74	1.95	0.9	0.5
	あじ開き干し焼魚	187	143	81	89	17	0.4	2.58	1.98	0.9	2.2
		100	77	43	48	9	0.2	1.38	1.06	0.5	1.2
	いわし焼魚	269	144	103	124	41	0	3.75	3.92	2.1	1.7
		100	54	38	46	16	0	1.40	1.46	0.8	0.7

分類	料理	1食当たり熱量 100kcal当たり (kcal)	食品重量 (g)	たんぱく質	脂質 (%・kcal)	炭水化物	食物繊維総量(FD) (g)	脂肪酸 飽和(SFA) (g)	多価不飽和(PUFA) (g)	鉄分 (mg)	食塩相当量 (g)
	食事摂取基準(2010年版)目安	100kcal当たり		10	20~25	50~70	0.9	0.5~0.78	0.54	0.6	0.4未満
主菜	塩ざけ焼魚	148	97	70	67	10	0.1	1.72	1.69	0.3	1.6
		100	66	48	45	7	0.1	1.16	1.15	0.2	1.1
	あじフライ	323	178	89	145	89	1.3	2.62	5.46	1.3	1.0
		100	55	28	45	27	0.4	0.81	1.69	0.4	0.3
	さけフライ	335	178	95	151	89	1.3	2.38	5.43	1.0	0.7
		100	53	28	45	27	0.4	0.71	1.62	0.3	0.2
	えびフライ	395	211	122	175	98	1.8	2.48	7.01	1.9	1.3
		100	53	31	44	25	0.5	0.63	1.77	0.5	0.3
	酢豚	501	522	134	216	150	4.0	8.52	2.61	2.5	3.0
		100	104	27	43	30	0.8	1.70	0.52	0.5	0.6
	ひれかつ(豚)	427	242	122	180	125	2.2	3.55	6.22	2.0	1.1
		100	57	29	42	29	0.5	0.83	1.46	0.5	0.3
	きすフライ	282	148	70	112	89	1.7	1.69	4.62	0.6	0.3
		100	53	25	40	35	0.6	0.60	1.64	0.2	0.1
	ミックスフライ	626	341	170	248	208	3.1	4.13	9.58	2.5	1.3
		100	55	27	40	33	0.5	0.66	1.53	0.4	0.2
	エビチリ	234	336	78	93	64	0.9	1.15	4.14	1.9	2.8
		100	144	33	40	27	0.4	0.49	1.77	0.8	1.2
	ひれかつ(牛)	528	291	177	190	161	3.2	7.34	2.32	4.8	1.1
		100	55	34	36	30	0.6	1.39	0.44	0.9	0.2
	刺身	184	150	108	57	19	0.6	1.32	1.41	1.4	1.3
		100	81	59	31	10	0.3	0.72	0.76	0.7	0.7
	コロッケ	280	195	20	86	174	3.4	1.23	3.64	0.8	3.1
		100	70	7	31	62	1.2	0.44	1.30	0.3	1.1
	あじ焼魚	142	122	95	38	9	0.0	1.05	1.18	0.7	0.3
		100	86	67	27	6	0.0	0.74	0.83	0.5	0.2
	あこうだい焼魚	210	290	136	38	36	1.7	0.40	0.46	0.8	0.4
		100	138	65	18	17	0.8	0.19	0.22	0.4	0.2
	めばる焼魚	335	240	127	45	162	0	1.17	1.41	1.3	4.7
		100	72	38	14	48	0	0.35	0.42	0.4	1.4
	とろろ+まぐろ	179	150	115	14	50	0.7	0.25	0.20	1.4	0.2
		100	84	64	8	28	0.4	0.14	0.11	0.8	0.1
汁物	豚汁	67	53	11	34	21	1.6	1.22	0.68	0.5	1.2
		100	80	17	51	32	2.4	1.83	1.03	0.8	1.9

分類	料理	1食当たり熱量 100kcal当たり (kcal)	食品重量 (g)	たんぱく質	脂質 (%・kcal)	炭水化物	食物繊維総量 (FD) (g)	脂肪酸 飽和 (SFA) (g)	脂肪酸 多価不飽和 (PUFA) (g)	鉄分 (mg)	食塩相当量 (g)
	食事摂取基準 (2010年版) 目安	100kcal当たり		10	20~25	50~70	0.9	0.5~0.78	0.54	0.6	0.4未満
汁物	味噌汁 (油揚げ, だいこん)	41	30	9	20	12	0.8	0.40	1.23	0.7	1.2
		100	73	22	50	28	1.9	0.99	3.01	1.6	3.0
	スープ	19	212	8	9	2	0	0.11	0.42	0.1	2.2
		100	1133	42	50	8	0	0.60	2.25	0.4	11.7
	味噌汁 (豆腐, 油揚げ, ねぎ)	60	50	16	30	15	0.8	0.58	1.76	1.0	1.5
		100	83	26	50	24	1.3	0.97	2.93	1.6	2.5
	味噌汁 (豆腐, わかめ)	31	37	9	10	12	0.8	0.19	0.64	0.6	1.5
		100	119	29	33	38	2.5	0.60	2.03	2.0	4.9
	味噌汁 (豆腐)	34	64	10	11	13	0.7	0.21	0.68	0.6	1.6
		100	189	29	32	39	2.0	0.61	2.02	1.8	4.6
	味噌汁 (わかめ)	29	80	8	8	13	0.9	0.13	0.50	0.6	1.9
		100	279	28	26	46	3.0	0.47	1.73	2.0	6.6
	味噌汁 (わかめ, ねぎ)	29	33	8	8	14	1.0	0.13	0.49	0.6	1.8
		100	114	26	26	48	3.5	0.46	1.71	2.1	6.2
	味噌汁 (ねぎ)	23	64	6	6	11	0.6	0.10	0.39	0.4	1.4
		100	277	26	26	48	2.8	0.45	1.68	1.9	6.0
	味噌汁 (あさり, ねぎ)	31	25	9	14	10	0.7	0.14	0.50	0.9	1.8
		100	84	30	25	45	2.4	0.45	1.64	3.0	6.0
	味噌汁 (しじみ)	31	43	9	11	14	0.6	0.13	0.47	1.0	1.6
		100	142	28	25	47	2.0	0.44	1.53	3.3	5.2
	お吸い物 (豆腐, みつば, ねぎ)	11	25	4	3	4	0.3	0.05	0.15	0.2	1.2
		100	226	35	24	41	2.4	0.47	1.32	2.0	10.7
	お吸い物 (うなぎきも, 麩, みつば)	9	152	4	1	3	0	0.04	0.03	0.3	1.4
		100	1688	49	16	35	0.4	0.39	0.35	3.3	15.4
	味噌汁 (じゃがいも, ねぎ)	52	50	9	8	34	1.3	0.15	0.55	0.7	1.9
		100	97	18	16	66	2.5	0.29	1.06	1.4	3.6
	お吸い物 (わかめ, 麩)	8	5	2	1	5	0.2	0.01	0.02	0.1	0
		100	62	29	6	65	2.0	0.14	0.31	0.7	0.6

ファストフード・食事交換表（100kcal栄養評価表）

分類	料理	1食当たり熱量 100kcal当たり (kcal)	食品重量 (g)	たんぱく質 (%・kcal)	脂質 (%・kcal)	炭水化物 (%・kcal)	食物繊維総量 (FD) (g)	脂肪酸 飽和 (SFA) (g)	脂肪酸 多価不飽和 (PUFA) (g)	鉄分 (mg)	食塩相当量 (g)
	食事摂取基準(2010年版)目安	100kcal当たり		10	20〜25	50〜70	0.9	0.5〜0.78	0.54	0.6	0.4未満
ファストフード	▼吉野家 牛丼（並）	666		90	182	395					2.5
		100		22	20	58					0.4
	▼マクドナルド ソーセージエッグマフィン	457	161	79	264	114	1.6			1.9	2.1
		100	35	17	58	25	0.4			0.4	0.5
	ダブルクォーターパウンダー・チーズ	830	304	196	479	155	2.2			4.1	2.9
		100	37	24	58	18	0.3			0.5	0.3
	てりやきマックバーガー	506	163	58	291	157	1.7			1.2	2.3
		100	32	11	57	32	0.3			0.2	0.5
	マックグリルドソーセージ＆エッグ・チーズ	554	199	78	301	175	1.8			3.0	3.2
		100	36	14	54	32	0.3			0.5	0.6
	ベーコンレタスバーガー	427	150	69	221	138	1.3			1.3	2.0
		100	35	16	52	32	0.3			0.3	0.5
	クォーターパウンダー・チーズ	561	213	120	287	154	2.1			2.4	2.8
		100	38	21	51	28	0.4			0.4	0.5
	ビッグマック	545	216	99	274	172	2.1			2.1	2.0
		100	40	18	50	32	0.4			0.4	0.4
	ダブルチーズバーガー	453	180	109	217	127	1.0			2.3	2.5
		100	40	24	48	28	0.2			0.5	0.6
	ジューシーチキン赤とうがらし	473	175	65	212	196	2.1			1.1	0.7
		100	37	14	45	41	0.4			0.2	0.6
	サラダマリネマフィン	281	113	38	125	118	1.8			1.0	1.7
		100	40	14	45	41	0.6			0.2	0.6
	マックホットドッククラシック	298	112	40	132	126	1.7			0.8	2.1
		100	38	13	44	43	0.6			0.3	0.7
	チキンフィレオ	431	171	78	173	180	1.9			0.9	2.4
		100	40	18	40	42	0.4			0.2	0.6
	フィレオフィッシュ	353	139	60	137	156	1.4			0.6	1.6
		100	39	17	39	44	0.4			0.2	0.5
	チーズバーガー	303	123	63	116	124	1.0			1.4	1.7
		100	41	21	38	41	0.3			0.5	0.6

分類	料理	1食当たり熱量 / 100kcal当たり (kcal)	食品重量 (g)	たんぱく質 (%·kcal)	脂質 (%·kcal)	炭水化物 (%·kcal)	食物繊維総量 (FD) (g)	脂肪酸 飽和 (SFA) (g)	脂肪酸 多価不飽和 (PUFA) (g)	鉄分 (mg)	食塩相当量 (g)
	食事摂取基準(2010年版)目安	100kcal当たり		10	20~25	50~70	0.9	0.5~0.78	0.54	0.6	0.4未満
ファストフード	えびフィレオ	407	176	58	154	196	2.2			1.0	2.6
		100	43	14	38	48	0.5			0.2	0.6
	ハンバーガー	251	109	51	77	124	1.0			1.4	1.2
		100	43	20	30	50	0.4			0.6	0.5
	焙煎ごまドレッシング	107	20	2	95	10	0.1			0.1	0.5
		100	19	2	89	9	0.1			0.1	0.5
	チキンマックナゲット	289	100	65	176	48	0.7			0.6	1.2
		100	35	22	61	17	0.2			0.2	0.4
	ハッシュポテト	146	51	5	81	60	1.3			0.3	0.7
		100	35	3	55	42	0.9			0.2	0.5
	マックフライポテト(S)	249	74	12	119	119	2.7			0.6	0.6
		100	30	5	48	47	1.1			0.2	0.1
	マックフルーリーオレオ®クッキー	367	225	41	99	227	1.3			2.4	0.6
		100	61	11	27	62	0.4			0.7	0.2
	プチパンケーキ	134	56	14	32	89	1.0			0.8	0.6
		100	42	10	24	66	0.7			0.7	0.4
	サンデーチョコレート	253	152	25	59	168	1.1			0.4	0.2
		100	60	10	23	67	0.4			0.2	0.1
	サンデーストロベリー	216	154	23	44	149	0.5			0.1	0.1
		100	71	11	20	69	0.2			0	0.1
	サイドサラダ	10	64	2	1	7	0.8			0.2	0.2
		100	640	20	9	71	8.0			2.0	0
	マックシェイクバニラ(S)	222	199	25	8	189	0.3			0	0.2
		100	90	11	4	85	0.1			0	0.1
	コカコーラ(M)	140	325	0	0	140	0			0	0
		100	232	0	0	100	0			0	0
	野菜生活100	68	207	3	0	65	1.5			0.2	0.2
		100	304	5	0	95	2.2			0.3	0.3
	▼モスバーガー フィッシュバーガー	442	143	68	232	141	1.9			0.8	1.8
		100	32	15	53	32	0.4			0.2	0.4
	Wモスチーズバーガー	571	279	109	297	165	4.6			2.6	3.2
		100	49	19	52	29	0.8			0.5	0.6
	Wサウザン野菜バーガー	500	228	92	258	150	3.6			2.4	2.4
		100	46	18	52	30	0.7			0.5	0.5

分類	料理	1食当たり熱量 / 100kcal当たり (kcal)	食品重量 (g)	たんぱく質	脂質 (%・kcal)	炭水化物	食物繊維総量 (g)	脂肪酸 飽和 (SFA) (g)	脂肪酸 多価不飽和 (PUFA) (g)	鉄分 (mg)	食塩相当量 (g)
	食事摂取基準(2010年版)目安	100kcal当たり		10	20〜25	50〜70	0.9	0.5〜0.78	0.54	0.6	0.4未満
ファストフード	Wテリヤキバーガー	583	224	95	293	195	3.3			2.5	3.7
		100	38	16	50	34	0.6			0.4	0.6
	Wモスバーガー	520	264	97	261	162	4.6			2.6	2.8
		100	51	19	50	31	0.9			0.5	0.5
	テリヤキバーガー	422	161	60	208	155	2.5			1.6	2.4
		100	38	14	49	37	0.6			0.4	0.6
	モスチーズバーガー	428	219	74	210	144	3.6			1.7	2.4
		100	51	17	49	34	0.8			0.4	0.6
	プレーンドッグ	374	135	50	183	141	1.7			1.0	1.8
		100	36	13	49	38	0.5			0.3	0.5
	サウザン野菜バーガー	366	177	58	174	134	2.8			1.5	1.7
		100	48	16	47	37	0.8			0.4	0.5
	Wチーズバーガー	481	187	103	228	151	3.2			2.3	2.9
		100	39	21	47	32	0.6			0.5	0.6
	モスバーガー	376	204	62	173	142	3.6			1.7	1.9
		100	54	16	46	38	1.0			0.5	0.5
	スパイシーモスバーガー	379	212	62	174	143	3.8			1.7	2.3
		100	56	16	46	38	1.0			0.4	0.6
	テリヤキチキンバーガー	341	142	76	129	136	1.5			1.0	2.3
		100	41	22	38	40	0.4			0.3	0.7
	ロースカツバーガー	367	172	64	121	182	2.9			1.7	2.5
		100	47	18	33	49	0.8			0.3	0.7
	モスライスバーガー海鮮かきあげ(塩だれ)	364	175	44	91	230	1.8			0.4	1.9
		100	48	12	25	63	0.5			0.2	0.5
	モスライスバーガーきんぴら	243	136	20	27	196	3.6			0.4	1.3
		100	56	8	11	81	1.5			0.2	0.5
	和風ドレッシング	49	12	1	42	6	0.1			0.1	0.4
		100	24	2	86	12	0.2			0.2	0.8
	モスチキン	262	90	59	150	53	0.5			0.6	1.4
		100	34	23	57	20	0.2			0.2	0.5
	スティックチキン	167	68	54	95	19	0.3			0.5	1.2
		100	41	32	57	11	0.2			0.3	0.7
	チキンナゲット	228	91	66	128	34	0.1			0.8	1.1
		100	40	29	56	15	0			0.4	0.5

分類	料理	1食当たり熱量 (kcal)	食品重量 (g)	たんぱく質 (%·kcal)	脂質 (%·kcal)	炭水化物 (g)	食物繊維総量 (FD) (g)	脂肪酸 飽和 (SFA) (g)	脂肪酸 多価不飽和 (PUFA) (g)	鉄分 (mg)	食塩相当量 (g)
	食事摂取基準(2010年版)目安	100kcal当たり		10	20~25	50~70	0.9	0.5~0.78	0.54	0.6	0.4未満
	フローズンケーキ	91	29	6	50	36	0.2			0.2	0.1
	レアチーズ	100	32	6	54	40	0.2			0.2	0.1
	オニオンフライ	225	75	12	113	100	1.4			0.4	1.0
		100	33	6	50	44	0.6			0.2	0.4
	フレンチフライポテトS	194	90	9	74	111	2.2			0.5	1.4
		100	46	5	38	57	1.1			0.3	0.7
	モスシェイク(バニラ)S	194	175	13	48	133	0			0	0.4
		100	90	7	25	68	0			0	0.2
	コーンスープ	103	217	10	19	74	1.0			0.3	1.7
		100	211	10	18	72	1.0			0.3	1.7
	玄米フレークシェイク抹茶小豆(玄米茶白玉入り)	254	183	22	37	195	1.7			1.6	0.6
		100	72	9	15	76	0.7			0.6	0.2
	バーベキューソース(ナゲット用)	26	20	0	2	24	0.1			0.1	0.7
		100	77	2	7	91	0.4			0.4	2.7
ファストフード	グリーンサラダ	13	57	2	1	10	0.8			0.2	0
		100	438	15	7	78	6.2			1.5	0
	▼ケンタッキー レッドホットチキン	236	83	58	144	34	0.5			2.8	1.7
		100	35	24	61	15	0.2			1.2	0.7
	オリジナルチキン	237	87	73	132	32	0.3			0.6	1.7
		100	37	31	56	13	0.1			0.3	0.7
	熟成たまり醤油チキン	274	112	67	149	57	0			0.6	1.7
		100	41	25	55	20	0			0.2	0.6
	ボンレスチキン	122	49	37	63	22	0.2			0.2	0.8
		100	40	30	52	18	0.2			0.2	0.7
	カーネルクリスピー	130	52	38	65	27	0.2			0.2	0.6
		100	40	29	50	21	0.2			0.2	0.5
	ベジチキラップ	293	138	69	155	69	1.0			2.1	1.4
		100	47	23	53	24	0.3			0.7	0.5
	オリジナルツイスター	344	143	51	166	127	1.2			1.2	2.0
		100	42	15	48	37	0.3			0.3	0.6
	エビチリツイスター	533	214	47	243	243	2.6			2.7	2.6
		100	40	9	46	45	0.5			0.5	0.5
	チキンフィレサンドライト	308	122	58	140	110	1.5			0.8	1.5
		100	40	19	46	35	0.5			0.3	0.5

分類	料理	1食当たり熱量 (kcal) / 100kcal当たり	食品重量 (g)	たんぱく質 (%・kcal)	脂質 (%・kcal)	炭水化物 (%・kcal)	食物繊維総量 (FD) (g)	脂肪酸 飽和 (SFA) (g)	脂肪酸 多価不飽和 (PUFA) (g)	鉄分 (mg)	食塩相当量 (g)
	食事摂取基準 (2010年版) 目安	100kcal当たり		10	20~25	50~70	0.9	0.5~0.78	0.54	0.6	0.4未満
ファストフード	チキンフィレサンド	403	163	98	176	130	1.6			0.9	2.9
		100	40	24	44	32	0.4			0.2	0.7
	サーモンサンド	366	148	52	147	167	1.7			0.8	1.9
		100	40	14	40	46	0.5			0.2	0.5
	たけのこ御飯むすび	118	80	12	8	98	0.4			0.3	1.0
		100	68	10	7	83	0.3			0.3	0.8
	コールスローS	92	80	4	68	21	1.1			0.2	0.5
		100	87	4	73	23	1.2			0.2	0.5
	オニオンリング	258	66	9	155	94	1.2			0.3	1.2
		100	26	4	60	36	0.5			0.1	0.5
	トマトのクリーミーポタージュ	130	160	14	72	44	0.8			0.3	1.6
		100	123	10	55	35	0.6			0.2	1.2
	ナゲット5個	230	110	56	125	49	0			0.3	1.0
		100	48	24	54	22	0			0.1	0.4
	焼きたてアップルパイ1個	96	30	4	45	47	0.4			0	0.1
		100	31	5	47	48	0.4			0	0.1
	まいたけとポテトのグラタン	143	121	19	66	58	0.4			0.1	1.1
		100	85	13	46	41	0.3			0.1	0.8
	リングビスケット	194	52	16	79	99	0.9			0.3	1.0
		100	27	8	41	51	0.5			0.2	0.5
	フルーツロールケーキ	109	43	8	42	58	0.3			0.1	0.1
		100	39	8	39	53	0.3			0.2	0.1
	ベルギーショコラアイス	125	76	12	44	69	1.2			0.6	0.2
		100	61	10	35	55	1.0			0.5	0.2
	フライドポテトS	186	80	9	65	112	1.8			0.4	1.0
		100	43	5	35	60	1.0			0.2	0.5
	フローズンパフェ抹茶	213	152	14	71	128	1.1			0.5	0.2
		100	71	7	33	60	0.5			0.2	0.1
	いちごアイス	126	79	10	41	75	0.2			0.1	0.1
		100	63	8	33	59	0.2			0.1	0.1
	十勝産コーン入りポタージュ	110	160	14	36	60	1.3			0.3	1.3
		100	145	12	33	55	1.2			0.3	1.2
	オニオングラタンスープ	38	155	6	9	23	0.4			0	1.1
		100	408	17	24	59	1.1			0	2.9

分類	料理	1食当たり熱量 (kcal)	食品重量 (g)	たんぱく質	脂質 (%・kcal)	炭水化物	食物繊維総量 (g)	脂肪酸 飽和(SFA) (g)	脂肪酸 多価不飽和(PUFA) (g)	鉄分 (mg)	食塩相当量 (g)
	食事摂取基準(2010年版)目安	100kcal当たり		10	20~25	50~70	0.9	0.5~0.78	0.54	0.6	0.4未満
	たまごのタルト	211	55	13	29	169	0.3			0.5	0.2
		100	26	6	14	80	0.1			0.2	0.1
	コーンサラダS	59	70	6	4	49	2.1			0.3	0.5
		100	119	10	6	84	3.6			0.5	0.8
	ハニーメイプル	30	10	0	0	30	0			0	0
		100	33	0	0	100	0			0	0

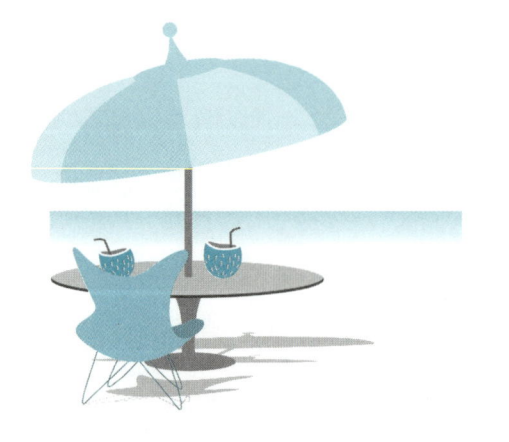

付録

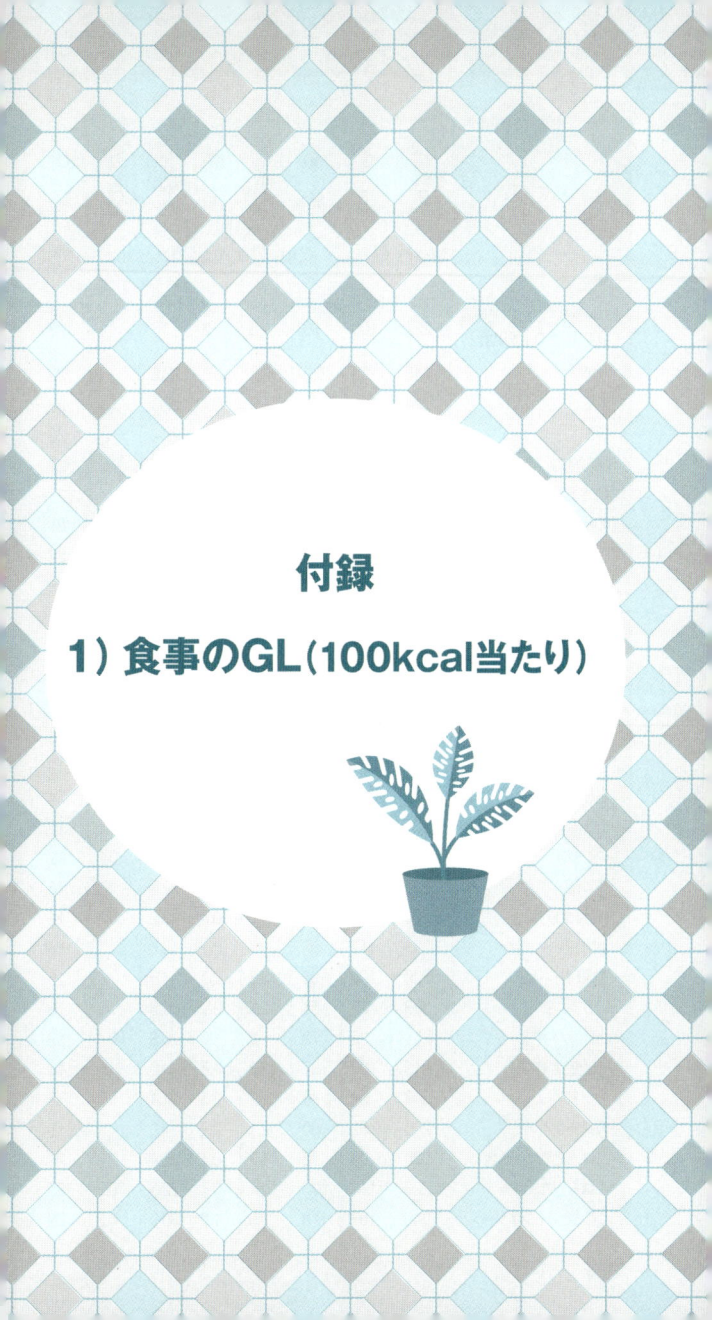

1) 食事のGL（100kcal当たり）

分類	食品	総熱量 (kcal)	GI	重量 (g)	たんぱく質	脂質	炭水化物	食物繊維	GL
						(100kcal 当たり)			
▼主食									
	サトウのごはん新潟県産コシヒカリ(基準食)	222	100	66	6	2	23		23
	かゆ	243	99	270	2.2	0.5	20.6		20
	赤飯	224	105	51	1.9	0.4	22.3		23
	もち	225	101	43	1.9	0.4	22.4		23
	塩むすび	222	97	66	1.5	0.4	22.5		22
	焼きおにぎり	226	94	61	2	0.3	22.2		21
	のり巻米飯	217	94	66	1.5	0.4	22.6		21
	さけ茶漬け	229	100	64	2.4	0.3	21.7		22
	卵雑炊	202	58	66	1.5	0.4	22.6		13
	パエリア	239	114	78	2.4	0.7	21.1	0.4	24
	鶏ごぼうピラフ	292	102	65	2.9	2.2	17.1	0.6	17
	チャーハン	313	97	56	2.4	2.9	15.9		15
	バターライス	295	96	53	1.2	3.1	16.9		16
主食	エビドリア	288	84	77	2.8	2.2	17.4		15
	リゾット	247	64	101	2.6	1	20.1		13
	ちらしずし	223	105	69	1.5	0.4	22.5		24
	かんぴょう細巻	227	84	68	3	0.4	22	1.1	19
	いなりずし	296	70	55	2.3	2.5	16.8	0.2	12
	すし飯	222	67	66	1.6	0.4	22.7		15
	山菜ずし	226	62	77	1.6	0.4	22.2	0.6	14
	親子丼	323	117	92	4.7	2.1	15.5		18
	中華丼	320	100	96	2.8	2.7	16		16
	いか天丼	308	92	51	2.3	2.9	16.3		15
	ビビンバ丼	251	92	72	2	1.2	20.3	0.4	19
	すき焼き丼	313	83	87	3.2	2.6	16		13
	カツ丼	347	58	49	2.7	3.5	14.4		8
	カレーライス	279	82	80	2.1	2.2	18		15
	ごはんときゅうり漬	224	109	78	1.7	0.4	22.4		24
	ごはんとたくわん	223	111	73	1.1	0.4	22.5	0.3	25
	ごはんとコーンポタージュ	240	107	118	1.5	1.2	20.9	0.3	22

分類	食品	総熱量	GI	重量	たんぱく質	脂質	炭水化物	食物繊維	GL
		(kcal)		(g)	(100kcal 当たり)				
	ごはんと塩辛	235	106	68	2.6	0.5	21.3		23
	ごはんとだいこん一夜漬	222	102	86	1.6	0.4	22.7	0.8	23
	ごはんとトムヤムクン	237	99	128	2.3	0.7	21.1		21
	ごはんと梅干し	221	98	68	1.5	0.4	22.6		22
	ごはんと豆腐味噌汁	246	93	134	2.5	0.9	20.1	0.5	19
	ごはんとだいこん味噌汁	234	91	132	2	0.6	21.4	0.3	19
	ごはんとたらこ	222	88	60	8	1.2	50		18
	ごはんと豚汁	271	84	129	2.4	1.8	18.4	0.7	15
	ごはんとイクラ	276	82	60	3.6	1.4	18.1		15
	ごはんとめんたいこ	246	74	67	2.8	0.6	20.3		15
	ごはんとわかめ味噌汁	244	74	65	2.2	0.7	20.5		15
	ごはんと鶏(ささみ)唐揚げ	376	88	60	5.9	2.3	13.3	0.1	12
	ごはんと焼き鳥(ささみ)	317	84	74	7.2	0.4	15.8		13
	ごはんとトンカツ	395	75	55	5.3	2.8	12.7	0.2	9
	ごはんとハンバーグ	387	68	55	3	3.7	12.9	0.1	9
主食	ごはんと豚しょうが焼き	377	56	36	6	2.3	13.3		7
	ごはんといか照り焼き	243	100	74	4.1	0.4	20.5		21
	ごはんとあかうお照り焼き	252	82	67	4	0.5	19.8		16
	ごはんとあかがい大和煮	234	92	67	2.4	0.5	21.4		20
	ごはんとぶり照り焼き	282	91	60	3.9	1.5	17.7		16
	ごはんとあじ塩焼き	307	81	71	5.8	1.1	16.3	0.2	13
	ごはんとうなぎ	352	89	53	3.7	3.2	14.2		13
	ごはんとたいの刺身	301	89	62	4.5	1.8	16.7		15
	ごはんといか天	286	82	54	2.1	2.3	17.6		14
	ごはんとまぐろ刺身	310	78	70	7.1	0.6	16.2	0.2	13
	ごはんとかつお刺身	338	76	64	6.2	1.5	14.8	0.1	11
	ごはんとかつおのたたき	312	75	69	6.9	0.7	16.1	0.2	12
	ごはんとあじの刺身	307	67	71	5.8	1.1	16.3	0.2	11
	ごはんとほたての刺身	275	61	75	5.7	0.3	18.2	0.1	11
	ごはんとあじの南蛮漬け	351	56	90	5	2.3	14.2	0.1	8
	ごはんと金時豆煮	228	98	64	2.1	0.4	21.9	0.6	21
	ごはんと高野豆腐煮	266	112	68	3.2	1.4	18.8		21

分類	食品	総熱量	GI	重量	たんぱく質	脂質	炭水化物	食物繊維	GL
		(kcal)		(g) (100kcal 当たり)					
	ごはんと塩えんどうまめ	236	106	56	2.7	0.5	21.2	1.2	22
	ごはんとおから	277	124	63	2.2	2.1	18.1		22
	ごはんと冷奴	284	88	84	3.7	1.7	17.6		15
	ごはんと揚げ出し豆腐	277	85	64	2.7	1.7	18.1	0.1	15
	ごはんと納豆	267	68	65	3.2	1.4	18.7		13
	ごはんときなこ	280	68	52	3.6	1.9	17.9		12
	ごはんとじゃがいもバター	253	113	73	1.5	1.6	19.8	0.1	22
	ごはんとかぼちゃ煮	216	118	78	1.7	0.4	23.1	0.3	27
	ごはんとひじきの煮物	245	109	71	2.6	1.7	20.4		22
	ごはんと粉ふきいも	223	104	81	1.7	0.4	22.4	0.1	23
	ごはんときんぴらごぼう	255	99	67	2.2	1.4	19.6		19
	ごはんと切干しだいこんの煮物	270	97	66	2.1	1.9	18.5		18
	ごはんとたけのこの土佐煮	228	92	82	2	0.4	22	0.6	20
	ごはんとさといも煮付け	223	82	76	1.8	0.3	22.4	0.4	18
主食	ごはんときゅうりサラダ(ノンオイルドレッシング)	222	115	88	1.8	0.4	22.6	0.3	26
	ごはんとほうれんそうお浸し	222	107	83	2	0.5	22.5	1	24
	ごはんときゅうりサラダ(マヨネーズ)	380	102	52	1	1.6	13.2	0.2	13
	ごはんと卵	318	88	65	3.5	2.4	77.4		68
	ごはんととろろ	221	57	85	1.8	0.6	22.6		13
	ごはんとおかか	227	96	66	1.9	0.4	22.1		21
	ごはんと鶏そぼろ	268	94	57	2.4	1.7	18.7		18
	ごはんとあずき	234	78	66	2.1	0.4	21.3	0.6	17
	ごはんとまつたけ	226	75	69	1.9	0.4	22		17
	ごはんとひじき	224	75	74	1.6	0.4	22.3	0.7	17
	ごはんとたけのこ	224	69	75	1.8	0.4	22.3	0.3	15
	ごはんとそらまめ	234	68	68	2.5	0.5	21.4		15
	ごはんとさけフレーク	162	68	55.8	162.3	5.6	1.9	30.9	1
	ごはんとしめじ	219	68	78	1.9	0.4	22.8	0.5	15
	ごはんとわかめ	220	64	67	1.7	0.4	22.8		15
	すし飯とほたての刺身	274	77	76	5.6	0.3	18.2	0.1	14
	すし飯とあじの刺身	306	73	71	5.8	1.1	16.3	0.1	12

分類	食品	総熱量 (kcal)	GI	重量 (g)	たんぱく質	脂質	炭水化物	食物繊維	GL
					(100kcal当たり)				
主食	すし飯とかつおのたたき	311	62	70	6.8	0.7	16.1	0.1	10
	すし飯とかつおの刺身	337	69	64	6.1	1.5	14.8	0.1	10
	すし飯とまぐろの刺身	309	54	70	7	0.6	16.2	0.1	9
	ごはんときゅうりの酢の物	222	77	77	1.6	0.4	22.4		17
	ごはんとれんこんの酢の物	220	76	72	1.6	0.4	22.7	0.2	17
	ごはんとはるさめの酢の物	221	61	64	1.4	0.4	22.7	0.1	14
	ごはんとわかめの酢の物	225	48	67	1.6	0.4	22.4	0.3	11
	ごはんと低脂肪牛乳	263	84	75	3.5	0.9	19.1		16
	ごはんとヨーグルト	261	72	88	2.5	1.5	19.2		14
	ごはんと牛乳	317	69	103	3	2.7	15.8		11
	ごはんとチーズ入りカレーライス	301	67	84	2.2	2.7	16.6		11
	チーズおかかおにぎり	295	60	58	3.4	2.1	16.9	0.3	10
菓子類	▼菓子類								
	せんべい	275	111	9	1.7	2.2	18.2		20
	お汁粉	229	58	57	1.8	0.4	21.8		13
	大福	223	86	42	2.1	0.2	22.5	1.1	19
	まめ大福	223	69	42	2.1	0.2	22.4	1.1	15
	みたらし団子	217	65	50	1.6	0.2	22.9	0.1	15
	くし団子(あん)	221	97	49	1.9	0.2	22.6	0.6	22
	きんつば	222	55	37	2	0.3	22.4	2.5	12
果実類	▼果実類								
	ぶどう(巨峰)	194	74	170	0.7	0.2	26.7	2.8	20
	パイナップル	230	69	182	1.2	0.2	24.5	3	17
	かき	210	65	166	0.7	0.2	26.5	2.7	17
	バナナ	202	57	116	1.3	0.2	26.2	1.3	15
	すいか	202	56	269	1.6	0.2	25.6	0.8	14
	みかん(小袋含)	200	55	222	1.1	0.3	26.5	1.6	15
	メロン	214	54	238	2.4	0.2	24.8	1.2	13
	いちご	238	51	294	2.6	0.3	24.8	4.1	13
	グレープフルーツ	190	44	292	2.6	0.3	28.1	1.7	12
	りんご(富士)	205	42	185	0.4	0.2	27.1	2.8	11
	もも	196	127	250	1.5	0.3	25.5	3.3	32

分類	食 品	総熱量	GI	重量	たんぱく質	脂質	炭水化物	食物繊維	GL
		(kcal)		(g)	(100kcal 当たり)				
果実類	マンゴー	192	120	156	0.9	0.2	26.4	2	32
	メロン	206	110	237	2.6	0.2	24.5	1.2	27
	グレープフルーツ	198	111	262	2.4	0.3	25.2	1.6	28

(資料:杉山みち子ら,Health Science, 2000.16(2) 改変)

付録

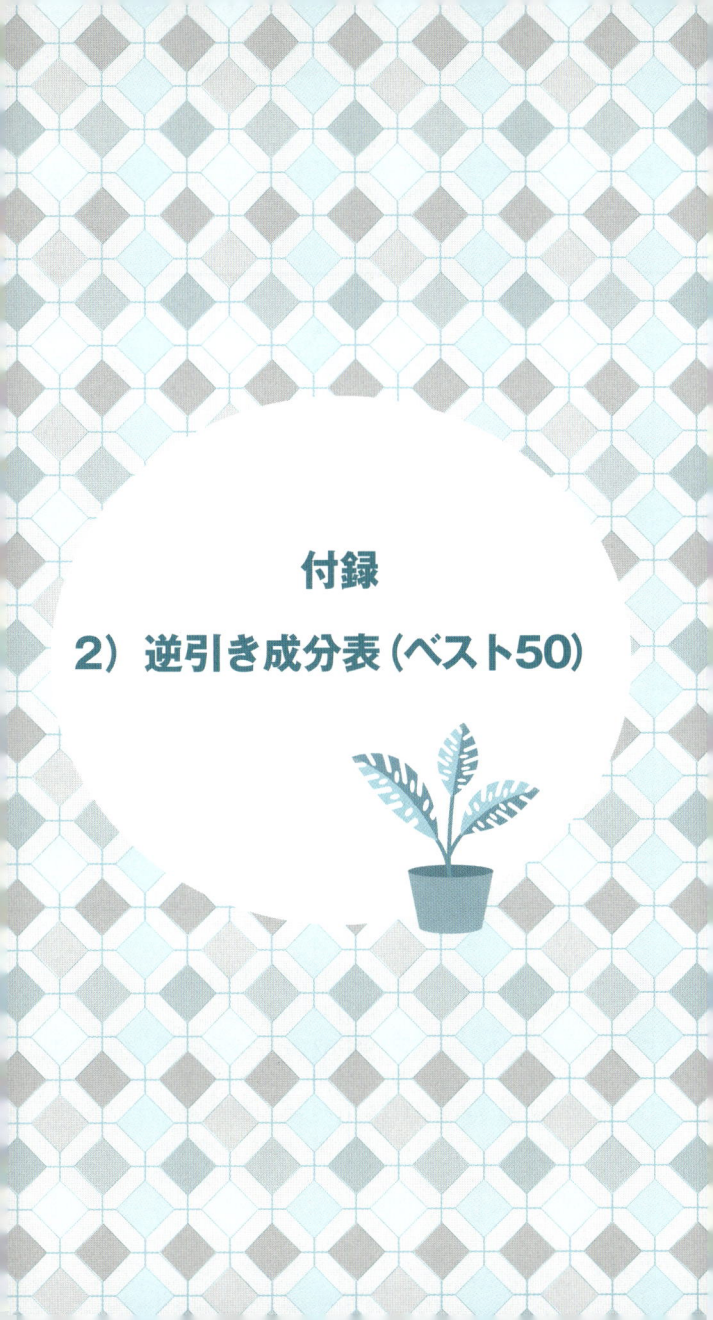

2）逆引き成分表（ベスト50）

【水溶性食物繊維】ベスト50（10kcal当たりの成分値）

	食品名	食品重量 (g)	水溶性食物繊維 (g)		食品名	食品重量 (g)	水溶性食物繊維 (g)
1	こんにゃく・精粉	6	4.1	26	さんとうさい・ゆで	61	0.4
2	らっきょう・生	8	1.6	27	やまごぼう・味噌漬	14	0.4
3	アーティチョーク・ゆで	22	1.4	28	梅干し・塩漬	30	0.4
4	アーティチョーク・生	21	1.3	29	たらのめ・ゆで	38	0.4
5	しろきくらげ・乾	6	1.2	30	にんじん・皮むき・ゆで	22	0.4
6	エシャロット・生	13	1.2	31	すだち・果皮・生	15	0.4
7	じゅんさい・びん詰・水煮	220	0.9	32	わけぎ・ゆで	34	0.4
8	しろきくらげ・ゆで	70	0.8	33	しゅんぎく・ゆで	37	0.4
9	なめこ・ゆで	72	0.8	34	あけび・果皮・生	29	0.4
10	かんぴょう・ゆで	36	0.7	35	たらのめ・生	37	0.4
11	なめこ・生	68	0.7	36	じゅうろくささげ・ゆで	34	0.4
12	ゆず・果皮・生	17	0.6	37	みずかけな・塩漬	31	0.4
13	のびる・生	15	0.5	38	エンダイブ・生	67	0.4
14	ひろしまな・塩漬	61	0.5	39	こまつな・ゆで	65	0.4
15	ほんしめじ・生	70	0.5	40	ザーサイ・漬物	43	0.4
16	オクラ・ゆで	30	0.5	41	ながさきはくさい・葉・ゆで	55	0.4
17	つるむらさき・生	79	0.5	42	わらび・生	48	0.4
18	にんじん・皮つき・ゆで	24	0.5	43	たかな・生	47	0.4
19	なばな和種・ゆで	36	0.5	44	ルバーブ・ゆで	54	0.4
20	うめ・塩漬	42	0.5	45	サニーレタス・生	62	0.4
21	ごぼう・ゆで	17	0.5	46	バジル・生	41	0.4
22	オクラ・生	33	0.5	47	レモン・全果・生	19	0.4
23	あしたば・生	30	0.5	48	あらげきくらげ・乾	6	0.4
24	だいこん根・皮むき・ゆで	57	0.5	49	あらげきくらげ・ゆで	28	0.4
25	あしたば・ゆで	32	0.4	50	わらび・干し・乾	4	0.4

【不溶性食物繊維】ベスト50（10kcal当たりの成分値）

	食品名	食品重量 (g)	不溶性食物繊維 (g)		食品名	食品重量 (g)	不溶性食物繊維 (g)
1	しらたき	156	4.5	26	ぶなしめじ・生	55	1.9
2	板こんにゃく・精粉	208	4.4	27	ほんしめじ・生	70	1.8
3	あらげきくらげ・乾	6	4.3	28	はたけしめじ・生	55	1.8
4	あらげきくらげ・ゆで	28	4.2	29	つくし・生	26	1.8
5	きくらげ・ゆで	80	4.2	30	干しわらび・乾	4	1.8
6	板こんにゃく・生いも	138	4.1	31	しそ・葉・生	27	1.8
7	しろきくらげ・ゆで	70	3.7	32	しいたけ・乾・ゆで	24	1.7
8	まつたけ・缶詰・水煮	69	3.5	33	しいたけ・生	57	1.7
9	きくらげ・乾	6	3.4	34	つるむらさき・ゆで	65	1.7
10	しろきくらげ・乾	6	3.1	35	つくし・ゆで	30	1.7
11	なめこ・缶詰・水煮	113	2.6	36	こごみ・若芽・生	36	1.7
12	ぶなしめじ・ゆで	48	2.2	37	ひらたけ・生	48	1.7
13	まいたけ・乾	6	2.2	38	よもぎ・ゆで	24	1.6
14	生しいたけ・ゆで	49	2.1	39	エリンギ・生	41	1.6
15	干しずいき・ゆで	75	2.1	40	わらび・生・ゆで	66	1.6
16	乾しいたけ・乾	5	2.1	41	しなちく・塩抜き	51	1.6
17	くろあわびたけ・生	53	2.1	42	えのきだけ・生	47	1.6
18	やなぎまつたけ・生	75	2.0	43	じゅうろくささげ・生	42	1.6
19	マッシュルーム・ゆで	63	2.0	44	マッシュルーム・生	88	1.6
20	まいたけ・ゆで	59	2.0	45	ザーサイ・漬物	43	1.6
21	しそ・実・生	24	2.0	46	なめこ・生	68	1.6
22	たもぎたけ・生	63	1.9	47	ようさい・生	58	1.6
23	えのきだけ・ゆで	46	1.9	48	切りみつば・ゆで	68	1.6
24	まつたけ・生	43	1.9	49	クレソン・茎葉・生	67	1.5
25	マッシュルーム・缶詰・水煮	70	1.9	50	うすひらたけ・生	44	1.5

【n－3脂肪酸】ベスト50（10kcal当たりの成分値）

	食品名	食品重量 (g)	n－3 (g)		食品名	食品重量 (g)	n－3 (g)
1	しろさけ・すじこ	4	0.21	26	たいせいようさけ・養殖・生	4	0.14
2	さば・開き干し	3	0.19	27	まいわし・水煮	4	0.14
3	たいせいようさば・水煮	3	0.18	28	まいわし・焼き	4	0.14
4	たいせいようさば・生	3	0.18	29	さんま・開き干し	4	0.14
5	しめさば	3	0.18	30	たいせいようさけ・養殖・焼き	3	0.13
6	たいせいようさば・焼き	3	0.18	31	はたはた・生干し	6	0.13
7	いわし・缶詰・かば焼	4	0.17	32	くるみ・いり	1	0.13
8	しろさけ・イクラ	4	0.17	33	干しやつめ	2	0.13
9	あんこう・きも・生	2	0.17	34	ぶり・成魚・生	4	0.13
10	くろまぐろ・脂身・生	3	0.17	35	沖縄もずく・塩抜き	182	0.13
11	いわし・缶詰・トマト漬	6	0.17	36	塩さば	3	0.13
12	くじら・本皮・生	1	0.16	37	まいわし・生干し	4	0.13
13	いわし・缶詰・水煮	5	0.16	38	さんま・生	3	0.13
14	さんま・缶詰・味付け	4	0.16	39	ぎんざけ・養殖・焼き	4	0.13
15	くじら・うねす・生	3	0.15	40	ぎんざけ・養殖・生	4	0.13
16	さば・缶詰・味噌煮	5	0.15	41	あゆ・天然・内臓・生	5	0.12
17	いわし・缶詰・味付け	5	0.15	42	ぶり・焼き	3	0.12
18	塩いわし	6	0.15	43	しろさけ・塩ざけ	5	0.12
19	まいわし・生	5	0.15	44	はたはた・生	9	0.12
20	さば・缶詰・水煮	5	0.14	45	さんま・缶詰・かば焼	4	0.12
21	さば・缶詰・味付け	5	0.14	46	たちうお・生	4	0.12
22	みなみまぐろ・脂身・生	3	0.14	47	すっぽん・肉・生	5	0.12
23	はまち・養殖・生	4	0.14	48	にじます・海面養殖・生	4	0.12
24	やつめうなぎ・生	4	0.14	49	かたくちいわし・生	5	0.12
25	きちじ・生	4	0.14	50	いさき・生	8	0.12

【n−6脂肪酸】ベスト50（10kcal当たりの成分値）

	食品名	食品重量 (g)	n−6 (g)		食品名	食品重量 (g)	n−6 (g)
1	サフラワー油・高リノール酸精製油	1	0.76	26	ごま・むき	2	0.33
2	ひまわり油・高リノール酸精製油	1	0.62	27	ペカン・フライ・味付け	1	0.33
3	くるみ・いり	1	0.61	28	マヨネーズ・全卵型	1	0.33
4	綿実油	1	0.58	29	いわし・缶詰・油漬	3	0.32
5	けし・乾	2	0.57	30	かき・缶詰・くん製油漬	3	0.32
6	とうもろこし油	1	0.55	31	あさ・乾	2	0.32
7	大豆油	1	0.54	32	落花生油	1	0.31
8	辛味調味料類・ラー油	1	0.46	33	ひまわり油・ミッドオレイン酸精製油	1	0.30
9	ひまわり・フライ・味付け	2	0.46	34	沖縄豆腐	9	0.30
10	すいか・いり・味付け	2	0.46	35	ソフトタイプマーガリン	1	0.30
11	まつ・いり	1	0.45	36	らっかせい・いり・小粒種	2	0.29
12	ごま油	1	0.44	37	焼き豆腐	11	0.28
13	ブラジルナッツ・フライ・味付け	1	0.43	38	調製豆乳	16	0.28
14	かや・いり	2	0.42	39	らっかせい・乾・小粒種	2	0.28
15	まぐろ・缶詰・油漬フレーク・ライト	4	0.40	40	高野豆腐	2	0.27
16	油揚げ	3	0.39	41	マヨネーズ・卵黄型	1	0.27
17	かつお・缶詰・油漬フレーク	3	0.39	42	ゆば・生	4	0.27
18	ごま・いり	2	0.39	43	ピスタチオ・いり・味付け	2	0.26
19	まぐろ・缶詰・油漬フレーク・ホワイト	3	0.39	44	フレンチドレッシング	2	0.26
20	ごま・乾	2	0.39	45	木綿豆腐	14	0.26
21	調合油	1	0.37	46	バターピーナッツ	2	0.25
22	がんもどき	4	0.35	47	ファットスプレッド	2	0.25
23	米ぬか油	1	0.35	48	らっかせい・いり・大粒種	2	0.25
24	生揚げ	7	0.35	49	ゆば・干し	2	0.25
25	かぼちゃ・いり・味付け	2	0.34	50	白身フライ用・冷凍フライ済み食品	3	0.25

【マグネシウム】ベスト50(10kcal当たりの成分値)

	食品名	食品重量 (g)	マグネシウム (mg)		食品名	食品重量 (g)	マグネシウム (mg)
1	あおさ・素干し	8	246	26	みついしこんぶ・素干し	7	44
2	あおとさか・塩抜き	80	176	27	ほそめこんぶ・素干し	7	40
3	くびれづた・生	260	132	28	えごのり・素干し	7	40
4	むかでのり・塩抜き	100	119	29	りしりこんぶ・素干し	7	39
5	わかめ・乾燥・素干し	9	94	30	ふだんそう・生	53	39
6	がん漬	17	90	31	沖縄もずく・塩抜き	182	38
7	あおのり・素干し	7	87	32	あらめ・蒸し干し	7	38
8	わかめ・乾燥・灰干し・水戻し	142	78	33	えながおにこんぶ・素干し	7	36
9	てんぐさ・素干し	7	76	34	まこんぶ・素干し	7	35
10	わかめ・素干し・水戻し	58	76	35	ほうれんそう・生・年間平均値	51	35
11	なまこ・生	43	69	36	ほうれんそう・生・夏採り	51	35
12	わかめ・生	63	69	37	ほうれんそう・生・冬採り	51	35
13	刻みこんぶ	10	69	38	あさり・生	34	34
14	ひとえぐさ・素干し	8	68	39	もずく・塩抜き	274	33
15	めかぶわかめ・生	88	54	40	カットわかめ	7	30
16	えごのり・塩抜き	48	53	41	おかひじき・生	58	30
17	つるむらさき・生	79	53	42	干しだいこん漬	37	29
18	ながこんぶ・素干し	7	50	43	ふだんそう・ゆで	37	29
19	ふのり・素干し	7	49	44	玉露・浸出液	192	29
20	くきわかめ・湯通し・塩抜き	69	48	45	バジル・生	41	29
21	板わかめ・乾燥	7	46	46	おかひじき・ゆで	58	28
22	がごめこんぶ・素干し	7	46	47	つるむらさき・ゆで	65	27
23	干しひじき	7	44	48	おきうと	165	26
24	削りこんぶ	9	44	49	ほうれんそう・冷凍	48	25
25	まつも・素干し	6	44	50	すいぜんじのり・素干し・水戻し	139	25

【カリウム】ベスト 50（10kcal 当たりの成分値）

#	食品名	食品重量 (g)	カリウム (mg)	#	食品名	食品重量 (g)	カリウム (mg)
1	刻みこんぶ	10	781	26	ベーキングパウダー	8	308
2	玉露・浸出液	192	654	27	ふき・ゆで	133	306
3	ふだんそう・生	53	634	28	リーフレタス・生	62	306
4	えながおにこんぶ・素干し	7	529	29	サラダな・生	73	300
5	みょうがたけ・生	140	488	30	いわのり・素干し	7	298
6	わかめ・生	63	459	31	パクチョイ・生	66	296
7	わかめ・乾燥・素干し	9	444	32	おかひじき・ゆで	58	294
8	まこんぶ・素干し	7	421	33	ザーサイ・漬物	43	291
9	削りこんぶ	9	409	34	葉にんじん	57	290
10	干しずいき	4	406	35	ふき・生	87	288
11	がごめこんぶ・素干し	7	401	36	ふだんそう・ゆで	37	282
12	おかひじき・生	58	395	37	中華だし	313	281
13	りしりこんぶ・素干し	7	384	38	セロリー・葉柄・生	68	279
14	糸みつば・生	75	374	39	葉しょうが・生	90	279
15	ながこんぶ・素干し	7	371	40	チンゲンサイ・生	106	275
16	切りみつば・生	57	365	41	やなぎまつたけ・生	75	272
17	こまつな・生	72	360	42	ほそめこんぶ・素干し	7	272
18	こんぶだし	250	350	43	ひろしまな・生	49	271
19	ほうれんそう・生・年間平均値	51	349	44	すぐきな・生	39	266
20	ほうれんそう・生・夏採り	51	349	45	かつお・こんぶだし	417	263
21	ほうれんそう・生・冬採り	51	349	46	さんとうさい・生	73	262
22	タアサイ・生	79	339	47	サニーレタス・生	62	256
23	干しひじき	7	316	48	タアサイ・ゆで	80	255
24	おおさかしろな・生	77	309	49	れんこん・ロケットサラダ・生	52	252
25	マッシュルーム・生	88	308	50	のざわな・生	64	251

【 鉄 】ベスト50（10kcal当たりの成分値）

食品名	食品重量 (g)	鉄 (mg)	食品名	食品重量 (g)	鉄 (mg)
1 あおのり・素干し	7	5.0	26 こまつな・ゆで	65	1.4
2 干しひじき	7	3.9	27 セージ・粉	3	1.3
3 バジル・粉	3	3.9	28 あさり・生	34	1.3
4 かわのり・素干し	6	3.7	29 せん茶・浸出液	625	1.3
5 すいぜんじのり・素干し・水戻し	139	3.5	30 ザーサイ・漬物	43	1.2
6 あわび・塩辛	10	3.4	31 だいこん葉・生	40	1.2
7 あさり・缶詰・水煮	9	3.3	32 うめ・塩漬	42	1.2
8 あゆ・天然・内臓・焼き	5	3.3	33 ちょうせんはまぐり・生	24	1.2
9 いわのり・素干し	7	3.2	34 あゆ・天然・内臓・生	5	1.2
10 タイム・粉	3	3.1	35 チンゲンサイ・生	106	1.2
11 たにし・生	12	2.4	36 サニーレタス・生	62	1.1
12 まつたけ・缶詰・水煮	69	2.3	37 牛・第三胃・生（センマイ）	16	1.1
13 あさり・缶詰・味付け	8	2.1	38 しじみ・生	20	1.0
14 きくらげ・乾	6	2.1	39 かぶ葉・生	49	1.0
15 くびれづた・生	260	2.1	40 豚・肝臓・生（レバー）	8	1.0
16 えごのり・塩抜き	48	2.0	41 すぐきな・生	39	1.0
17 こまつな・生	72	2.0	42 ほうれんそう・生・年間平均値	51	1.0
18 つるな・生	66	2.0	43 ほうれんそう・生・夏採り	51	1.0
19 もずく・塩抜き	274	1.9	44 ほうれんそう・生・冬採り	51	1.0
20 ふだんそう・生	53	1.9	45 豚・スモークレバー	5	1.0
21 ほや・生	33	1.9	46 わかめ・乾燥・灰干し・水戻し	142	1.0
22 サラダな・生	73	1.8	47 おきうと	165	1.0
23 ながさきはくさい・葉・生	75	1.7	48 きゅうり・ピクルス・サワー型	81	1.0
24 パセリ・生	23	1.7	49 よもぎ・生	22	0.9
25 つまみな・生	50	1.7	50 おおさかしろな・生	77	0.9

【ビタミンE】ベスト50（10kcal当たりの成分値）

	食品名	食品重量 (g)	ビタミンE (mg)		食品名	食品重量 (g)	ビタミンE (mg)
1	とうがらし・葉・果実・生	29	2.2	26	おおさかしろな・ゆで	57	1.1
2	せん茶・茶	3	2.0	27	クレソン・茎葉・生	67	1.1
3	だいこん葉・ゆで	39	1.9	28	ほうれんそう・生・年間平均値	51	1.1
4	きく・ゆで	44	1.8	29	ほうれんそう・生・夏採り	51	1.1
5	きく・生	38	1.7	30	ほうれんそう・生・冬採り	51	1.1
6	モロヘイヤ・生	26	1.7	31	しそ・葉・生	27	1.1
7	アルファルファもやし・生	84	1.6	32	ほうれんそう・ゆで・年間平均値	40	1.0
8	かぶ葉・生	49	1.5	33	ほうれんそう・ゆで・夏採り	40	1.0
9	だいこん葉・生	40	1.5	34	ほうれんそう・ゆで・冬採り	40	1.0
10	かぶ葉・ゆで	45	1.5	35	サラダな・生	73	1.0
11	すぐきな・生	39	1.5	36	なばな和種・ゆで	36	1.0
12	バジル・生	41	1.4	37	かぶ・塩漬・葉	35	1.0
13	ピーマン・赤・生	34	1.4	38	にら・ゆで	32	1.0
14	トマピー・生	32	1.4	39	かいわれだいこん・生	47	1.0
15	モロヘイヤ・ゆで	40	1.4	40	ながさきはくさい・葉・生	75	1.0
16	タアサイ・ゆで	80	1.4	41	こまつな・ゆで	65	1.0
17	ほうれんそう・冷凍	48	1.3	42	しそ・実・生	24	0.9
18	つくし・生	26	1.3	43	おおさかしろな・生	77	0.9
19	ようさい・生	58	1.3	44	とうがらし・果実・生	10	0.9
20	にら・生	48	1.2	45	ふだんそう・生	53	0.9
21	うめ・生	36	1.2	46	よめな・葉・生	22	0.9
22	タアサイ・生	79	1.2	47	トウミョウ・生	32	0.9
23	からしな・生	39	1.2	48	ピーマン・黄・生	37	0.9
24	かぶ・ぬか味噌漬・葉	29	1.2	49	たらのめ・生	37	0.9
25	つくし・ゆで	30	1.1	50	なばな和種・生	30	0.9

【ビタミン B1】ベスト 50（10kcal 当たりの成分値）

	食品名	食品重量 (g)	ビタミンB1 (mg)		食品名	食品重量 (g)	ビタミンB1 (mg)
1	中華だし	313	0.47	26	煮干しだし	734	0.07
2	パン酵母・乾燥	3	0.28	27	ぶなしめじ・ゆで	48	0.07
3	パン酵母・圧搾	10	0.22	28	まいたけ・ゆで	59	0.07
4	やなぎまつたけ・生	75	0.20	29	豚・中型種肉・もも・赤肉・生	7	0.07
5	ひらたけ・生	49	0.20	30	ほしのり	6	0.07
6	まいたけ・生	63	0.16	31	まいたけ・乾	6	0.07
7	かぶ・ぬか味噌漬・根・皮むき	32	0.14	32	豚・中型種肉・ロース・赤肉・生	7	0.07
8	ひらたけ・ゆで	48	0.14	33	クレソン・茎葉・生	67	0.07
9	うすひらたけ・生	44	0.13	34	豚・中型種肉・かた・赤肉・生	8	0.07
10	えのきだけ・生	47	0.11	35	はたけしめじ・生	55	0.07
11	くろあわびたけ・生	53	0.11	36	こまつな・生	72	0.06
12	ぬめりすぎたけ・生	68	0.11	37	アスパラ・生	46	0.06
13	だいこん・ぬか味噌漬	33	0.11	38	豚・大型種肉・もも・皮下脂肪なし・生	7	0.06
14	豚・中型種肉・ヒレ・赤肉・生	9	0.11	39	豚・大型種肉・そともも・赤肉・生	7	0.06
15	たもぎたけ・生	63	0.11	40	あげまき・生	21	0.06
16	きゅうり・ぬか味噌漬	38	0.10	41	サニーレタス・生	62	0.06
17	かぶ・ぬか味噌漬・葉	29	0.09	42	リーフレタス・生	62	0.06
18	かぶ・ぬか味噌漬・根・皮つき	36	0.09	43	えのきだけ・びん詰・味付け	24	0.06
19	ぶなしめじ・生	55	0.09	44	豚・中型種肉・そともも・赤肉・生	7	0.06
20	えのきだけ・ゆで	46	0.09	45	豚・大型種肉・かた・赤肉・生	8	0.06
21	豚・大型種肉・ヒレ・赤肉・生	9	0.09	46	豚・中型種肉・もも・皮下脂肪なし・生	6	0.06
22	干しだいこん漬	37	0.08	47	あおのり・素干し	7	0.06
23	トウミョウ・生	32	0.08	48	豚・大型種肉・もも・皮下脂肪なし・焼き	5	0.06
24	豚・ハム類・ボンレス	8	0.08	49	アスパラ・ゆで	42	0.06
25	豚・大型種肉・もも赤肉・生	8	0.08	50	アルファルファもやし・生	84	0.06

【ビタミン B2】ベスト 50（10kcal 当たりの成分値）

	食品名	食品重量 (g)	ビタミン B2 (mg)		食品名	食品重量 (g)	ビタミン B2 (mg)
1	しろさけ・めふん	13	0.83	26	おおさかしろな・生	77	0.14
2	わらび・生	48	0.52	27	鶏がらだし	153	0.14
3	ほんしめじ・生	70	0.35	28	どじょう・生	13	0.14
4	せん茶・浸出液	625	0.31	29	いわのり・素干し	7	0.14
5	まいたけ・生	63	0.31	30	クレソン・茎葉・生	67	0.13
6	豚・肝臓・生（レバー）	8	0.28	31	はと・肉・皮なし・生	7	0.13
7	はたけしめじ・生	55	0.27	32	ひらたけ・ゆで	48	0.13
8	スモークレバー	5	0.26	33	味付けのり	6	0.13
9	やなぎまつたけ・生	75	0.26	34	かわのり・素干し	6	0.13
10	マッシュルーム・生	88	0.26	35	紅茶・浸出液	1250	0.13
11	ぬめりすぎたけ・生	68	0.23	36	焼きのり	5	0.12
12	牛・肝臓・生（レバー）	8	0.23	37	ふだんそう・生	53	0.12
13	玉露・浸出液	192	0.21	38	どじょう・水煮	12	0.12
14	まつたけ・缶詰・水煮	69	0.21	39	パン酵母・乾燥	3	0.12
15	たもぎたけ・生	63	0.21	40	ようさい・生	58	0.12
16	つるな・生	66	0.20	41	くろあわびたけ・生	53	0.12
17	ひらたけ・生	49	0.20	42	エリンギ・生	41	0.12
18	うすひらたけ・生	44	0.18	43	わかめ・生	63	0.11
19	マッシュルーム・ゆで	63	0.18	44	板わかめ・乾燥	7	0.11
20	パン酵母・圧搾	10	0.17	45	まいたけ・ゆで	59	0.11
21	マッシュルーム・缶詰・水煮	70	0.17	46	モロヘイヤ・生	26	0.11
22	沖縄もずく・塩抜き	182	0.16	47	しいたけ・生	57	0.11
23	鶏・肝臓・生（レバー）	9	0.16	48	あおのり・素干し	7	0.11
24	ほしのり	6	0.16	49	まいたけ・乾	6	0.11
25	豚・じん臓・生	9	0.15	50	みずかけな・塩漬	31	0.11

【ビタミン B6】ベスト 50（10kcal 当たりの成分値）

	食品名	食品重量 (g)	ビタミンB6 (mg)		食品名	食品重量 (g)	ビタミンB6 (mg)
1	かぶ・塩漬・葉	35	0.38	26	洋風だし	156	0.09
2	トマピー・生	32	0.18	27	つくし・生	26	0.09
3	中華だし	313	0.16	28	モロヘイヤ・生	26	0.09
4	ししとうがらし・生	36	0.14	29	ほんしめじ・生	70	0.09
5	玉露・浸出液	192	0.13	30	なずな・葉・生	28	0.09
6	かぶ・ぬか味噌漬・根・皮むき	32	0.13	31	クレソン・茎葉・生	67	0.09
7	ふだんそう・生	53	0.13	32	こまつな・生	72	0.09
8	紅茶・浸出液	1250	0.13	33	カリフラワー・生	37	0.09
9	ピーマン・赤・生	34	0.12	34	ピーマン・青・生	45	0.09
10	葉だいこん・生	55	0.12	35	葉にんじん	57	0.09
11	みなみまぐろ・赤身・生	11	0.12	36	つるな・生	66	0.09
12	にんにく・生	7	0.11	37	チンゲンサイ・生	106	0.08
13	とうがらし・果実・乾	3	0.11	38	アルファルファもやし・生	84	0.08
14	あさつき・葉・生	31	0.11	39	やなぎまつたけ・生	75	0.08
15	かいわれだいこん・生	47	0.11	40	リーキ・生	34	0.08
16	ふき・ゆで	133	0.11	41	ブロッコリー・生	30	0.08
17	ながさきはくさい・葉・生	75	0.11	42	干しだいこん漬	37	0.08
18	かぶ・ぬか味噌漬・葉	29	0.11	43	たらのめ・生	37	0.08
19	とうがらし・果実・生	10	0.10	44	びんながまぐろ・生	9	0.08
20	うすひらたけ・生	44	0.10	45	かぶ葉・生	49	0.08
21	おおさかしろな・生	77	0.10	46	なばな和種・生	30	0.08
22	からしな・生	39	0.10	47	きょうな・生	43	0.08
23	マッシュルーム・生	88	0.10	48	にら・生	48	0.08
24	ピーマン・黄・生	37	0.10	49	たかな・生	47	0.08
25	タアサイ・生	79	0.09	50	たもぎたけ・生	63	0.08

【ビタミン B12】ベスト 50（10kcal 当たりの成分値）

	食品名	食品重量 (g)	ビタミン B12 (mg)		食品名	食品重量 (g)	ビタミン B12 (mg)
1	しろさけ・めふん	13	42.38	26	いたやがい・養殖・生	17	2.21
2	あさり・生	34	17.59	27	あおのり・素干し	7	2.13
3	あげまき・生	21	12.36	28	はまぐり・つくだ煮	5	2.07
4	しじみ・生	20	12.30	29	豚・肝臓・生(レバー)	8	1.97
5	あかがい・生	13	7.98	30	かたくちいわし・田作り	3	1.92
6	はまぐり・生	26	7.50	31	しろさけ・すじこ	4	1.91
7	ほっきがい・生	14	6.52	32	もがい・缶詰・味付け	7	1.84
8	あさり・缶詰・水煮	9	5.59	33	ほたてがい・水煮	10	1.80
9	かき・養殖・生	17	4.66	34	なまこ・このわた	16	1.79
10	ちょうせんはまぐり・生	24	4.52	35	しろさけ・イクラ	4	1.74
11	ほしのり	6	4.49	36	牛・じん臓・生	8	1.68
12	はまぐり・焼き	13	4.34	37	ほたるいか・生	12	1.68
13	牛・肝臓・生(レバー)	8	4.00	38	ほたてがい・生	14	1.59
14	鶏・肝臓・生(レバー)	9	3.99	39	かつお・なまり節	7	1.53
15	味付けのり	6	3.24	40	まいわし・丸干し	5	1.52
16	焼きのり	5	3.06	41	いがい・生	14	1.48
17	あゆ・天然・内臓・生	5	2.93	42	煮干しだし	734	1.47
18	あさり・缶詰・味付け	8	2.79	43	いか・塩辛	9	1.42
19	いわのり・素干し	7	2.64	44	すけとうだら・たらこ・焼き	6	1.37
20	あゆ・天然・内臓・焼き	5	2.56	45	ほたるいか・ゆで	10	1.35
21	かじか・生	9	2.54	46	豚・じん臓・生	9	1.34
22	はまぐり・水煮	11	2.33	47	しゃこ・ゆで	10	1.32
23	かじか・水煮	8	2.31	48	かつおだし	328	1.31
24	かき・養殖・水煮	11	2.23	49	ばかがい・生	17	1.30
25	たにし・生	12	2.22	50	すけとうだら・たらこ・生	7	1.29

【ビタミンC】ベスト50（10kcal当たりの成分値）

	食品名	食品重量 (g)	ビタミンC (mg)		食品名	食品重量 (g)	ビタミンC (mg)
1	アセロラ・生・酸味種	28	478	26	たいさい・生	64	29
2	アセロラ・生・甘味種	28	225	27	すぐきな・生	39	29
3	ながさきはくさい・葉・生	75	66	28	アセロラ・10%果汁入り飲料	24	28
4	トマピー・生	32	65	29	しょうが・おろし	23	28
5	グァバ・生・赤肉種	26	57	30	こまつな・生	72	28
6	グァバ・生・白肉種	26	57	31	パセリ・生	23	27
7	ピーマン・赤・生	34	57	32	ひのな・生	52	27
8	ピーマン・黄・生	37	55	33	葉だいこん・生	55	27
9	にがうり・生	58	44	34	とうがらし・葉・果実・生	29	26
10	かぶ葉・生	49	40	35	のざわな・生	64	26
11	なばな和種・生	30	39	36	さんとうさい・生	73	25
12	せん茶・浸出液	625	38	37	チンゲンサイ・生	106	25
13	玉露・浸出液	192	37	38	ゆず・果皮・生	17	25
14	ブロッコリー・生	30	36	39	とうがん・生	64	25
15	みずかけな・生	40	36	40	からしな・生	39	25
16	れんこん・ロケットサラダ・生	52	35	41	タアサイ・生	79	25
17	ピーマン・青・生	45	34	42	ひろしまな・生	49	24
18	たかな・生	47	33	43	パセリ・乾	3	24
19	つるむらさき・生	79	32	44	グリーンボール・生	51	24
20	めきゃべつ・生	20	32	45	トウミョウ・生	32	24
21	なばな洋種・生	29	32	46	きょうな・生	43	24
22	ほうれんそう・生・冬採り	51	30	47	つまみな・生	50	24
23	カリフラワー・生	37	30	48	レッドきゃべつ・生	34	23
24	なずな・葉・生	28	30	49	めきゃべつ・ゆで	21	23
25	パクチョイ・生	66	30	50	かいわれだいこん・生	47	22

【カルシウム】ベスト50（10kcal当たりの成分値）

	食品名	食品重量 (g)	カルシウム (mg)		食品名	食品重量 (g)	カルシウム (mg)
1	がん漬	17	680	26	タアサイ・生	79	94
2	干しえび	4	305	27	板こんにゃく・生いも	138	94
3	わかめ・乾燥・灰干し・水戻し	142	199	28	さんとうさい・塩漬	49	93
4	たにし・生	12	162	29	葉だいこん・生	55	93
5	どじょう・水煮	12	144	30	バジル・粉	3	91
6	とうがらし・葉・果実・生	29	141	31	きょうな・生	43	90
7	どじょう・生	13	139	32	板こんにゃく・精粉	208	90
8	あおとさか・塩抜き	80	128	33	刻みこんぶ	10	89
9	かぶ葉・生	49	123	34	れんこん・ロケットサラダ・生	52	89
10	こまつな・生	72	122	35	きょうな・ゆで	44	89
11	つるむらさき・生	79	118	36	くびれづた・生	260	88
12	つるむらさき・ゆで	65	118	37	タアサイ・ゆで	80	88
13	しらたき	156	117	38	すいぜんじのり・素干し・水戻し	139	88
14	おおさかしろな・生	77	116	39	おかひじき・生	58	87
15	チンゲンサイ・生	106	106	40	おかひじき・ゆで	58	87
16	ながさきはくさい・葉・生	75	105	41	だいこん葉・ゆで	39	86
17	つまみな・生	50	105	42	かぶ葉・ゆで	45	86
18	だいこん葉・生	40	103	43	むかでのり・塩抜き	100	85
19	チンゲンサイ・ゆで	86	103	44	のざわな・生	64	84
20	さんとうさい・生	73	102	45	かぶ・塩漬・葉	35	84
21	干しひじき	7	100	46	すずめ・肉・骨・皮つき・生	8	83
22	バジル・生	41	99	47	かぶ・ぬか味噌漬・葉	29	82
23	ひろしまな・生	49	98	48	おおさかしろな・ゆで	57	80
24	干しずいき・ゆで	75	97	49	さんとうさい・ゆで	61	80
25	こまつな・ゆで	65	97	50	なずな・葉・生	28	80

【ビタミンA】ベスト50（10kcal当たりの成分値）

	食品名	食品重量(g)	ビタミンA(mg)		食品名	食品重量(g)	ビタミンA(mg)
1	鶏・肝臓・生(レバー)	9	1258	26	ほうれんそう・ゆで・年間平均値	40	181
2	豚・肝臓・生(レバー)	8	1018	27	ほうれんそう・ゆで・夏採り	40	181
3	豚・スモークレバー	5	858	28	ほうれんそう・ゆで・冬採り	40	181
4	うなぎ・きも・生	8	372	29	チンゲンサイ・生	106	180
5	やつめうなぎ・生	4	301	30	ほたるいか・生	12	180
6	ほうれんそう・冷凍	48	240	31	ほうれんそう・生・年間平均値	51	177
7	しそ・葉・生	27	237	32	ほうれんそう・生・夏採り	51	177
8	にんじん・冷凍	28	229	33	ほうれんそう・生・冬採り	51	177
9	モロヘイヤ・ゆで	40	220	34	しゅんぎく・生	45	172
10	モロヘイヤ・生	26	219	35	こまつな・ゆで	65	168
11	バジル・生	41	215	36	しゅんぎく・ゆで	37	164
12	ようさい・生	58	208	37	ふだんそう・生	53	164
13	ほしのり	6	208	38	おかひじき・生	58	163
14	にんじん・皮つき・ゆで	28	208	39	タアサイ・ゆで	80	159
15	にんじん・皮つき・生	27	203	40	れんこん・ロケットサラダ・生	52	157
16	糸みつば・生	75	202	41	まつも・素干し	6	157
17	糸みつば・ゆで	59	200	42	クレソン・茎葉・生	67	155
18	つるむらさき・生	79	197	43	ミニキャロット・生	31	154
19	チンゲンサイ・ゆで	86	190	44	ようさい・ゆで	48	154
20	こまつな・生	72	187	45	いわのり・素干し	7	152
21	あんこう・きも・生	2	187	46	つるな・生	66	151
22	にんじん・皮むき・生	27	183	47	味付けのり	6	151
23	ほたるいか・ゆで	10	183	48	おかひじき・ゆで	58	150
24	つるむらさき・ゆで	65	183	49	だいこん葉・ゆで	39	145
25	にんじん・皮むき・ゆで	25	183	50	タアサイ・生	79	142

付録

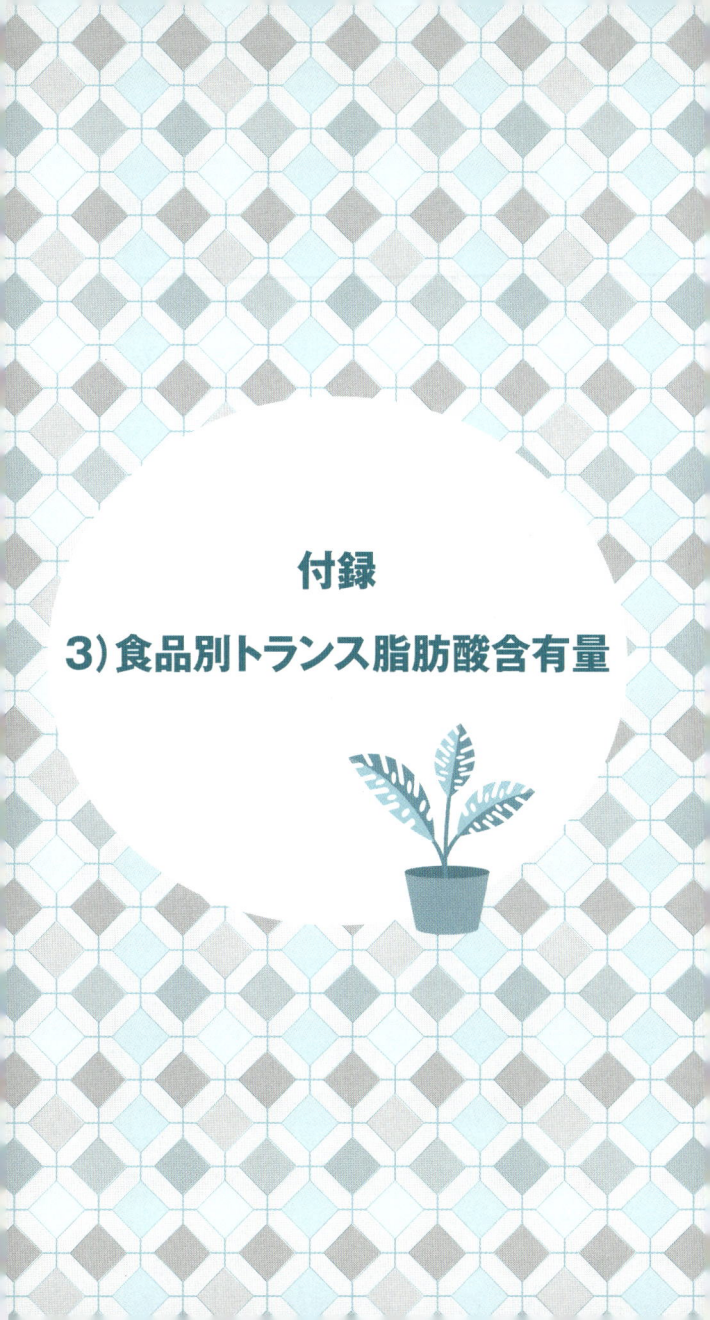

3) 食品別トランス脂肪酸含有量

食品別トランス脂肪酸含有量(100g当たり,100kcal当たり)

分類	食品名	100g当たり含有量 (g)	100kcal当たり含有量 (g)
油脂類	有塩バター	1.951	0.262
	ソフトタイプマーガリン	8.057	1.063
	ファットスプレッド	5.499	0.872
	なたね油	1.31	0.142
	米ぬか油	1.07	0.116
	ひまわり油・高オレイン酸精油	0.09	0.01
	オリーブ油	0	0
	ごま油	0.6	0.065
	調合油	1.843	0.2
	マヨネーズ・全卵型	1.301	0.185
	フレンチドレッシング	0.486	0.12
	牛脂	2.7	0.287
	ラード	0.92	0.098
	ショートニング	13.574	1.474
菓子類	ハードビスケット	0.68	0.157
	ソフトビスケット	0.68	0.13
	ソーダクラッカー	0.68	0.159
	乾パン	0.369	0.094
	パフパイ	5.54	0.977
	ポテトチップス	0.145	0.026
	成形ポテトチップス	0.362	0.067
	コーンスナック	1.715	0.326
	甘辛せんべい	0.251	0.066
	小麦粉あられ	0.51	0.106
	ミルクチョコレート	0.185	0.033
	シュークリーム	0.543	0.221

分類	食品名	100g当たり含有量 (g)	100kcal当たり含有量 (g)
菓子類	スポンジケーキ	0.905	0.304
菓子類	イーストドーナッツ	0.673	0.174
主食類	食パン	0.163	0.062
主食類	ロールパン	0.204	0.065
主食類	即席中華めん・油揚げ	0.156	0.034
主食類	中華スタイル即席カップめん・油揚げ	0.1	0.022
豆類	油揚げ	0.164	0.042
豆類	がんもどき	0.094	0.041
肉類（牛肉）	和牛・かた・脂身つき	0.481	0.168
肉類（牛肉）	和牛・かたロース・脂身つき	0.961	0.234
肉類（牛肉）	和牛・サーロイン・脂身つき	0.936	0.188
肉類（牛肉）	和牛・ばら・脂身つき	0.455	0.088
肉類（牛肉）	和牛・もも・脂身つき	0.454	0.184
肉類（牛肉）	和牛・ヒレ・赤肉	0.597	0.268
肉類（牛肉）	輸入牛・かた・脂身つき	0.337	0.187
肉類（牛肉）	輸入牛・かたロース・脂身つき	0.735	0.306
肉類（牛肉）	輸入牛・サーロイン・脂身つき	0.859	0.288
肉類（牛肉）	輸入牛・ばら・脂身つき	0.36	0.097
肉類（牛肉）	輸入牛・もも・脂身つき	0.443	0.244
肉類（牛肉）	輸入牛・ヒレ・赤肉	0.352	0.264
乳製品	普通牛乳	0.091	0.135
乳製品	加工乳・濃厚	0.153	0.209
乳製品	低脂肪乳	0.028	0.06
乳製品	プロセスチーズ（輸入）	0.772	0.228
乳製品	プロセスチーズ（国産）	0.874	0.258
乳製品	チェダーチーズ（輸入）	1.098	0.259

分類	食品名	100g当たり含有量 (g)	100kcal当たり含有量 (g)
乳製品	ゴーダチーズ(輸入)	0.834	0.219
	カマンベールチーズ(輸入)	0.792	0.255
	カマンベールチーズ(国産)	0.519	0.167
	乳酸菌飲料	0.001	0.002
	ヨーグルト・全脂無糖	0.086	0.139
	加糖練乳	0.142	0.043
	無糖練乳	0.166	0.115
	コーヒーホワイトナー・液状・乳脂肪	0.222	0.105
	コーヒーホワイトナー・粉末状・乳脂肪	2.152	0.416
	コーヒーホワイトナー・液状・乳脂肪・植物性脂肪	3.374	1.477
	生クリーム	5.939	1.373
	ラクトアイス	0.126	0.056
	アイスミルク	0.204	0.122
	アイスクリーム	0.372	0.206
	脱脂粉乳	0.024	0.007

索　引

アルファベット
BMI 10, 14, 24, 25
GI 16, 28, 37, 49
GL 16, 28, 37, 49, 107
low T3 症候群 18
n－3 系脂肪酸 13, 27, 37, 44, 57, 85, 116
n－6 系脂肪酸 27, 37, 45, 85, 117

あ
アディポネクチン 20, 24

い
インスリン感受性 16, 29, 49
インスリン抵抗性 8, 10, 11, 18, 21, 24

う
運動療法 21

か
外食 47, 90
褐色脂肪組織 10

き
魚介類 44, 57

く
果物 45, 72

け
外科療法 24
血糖 13, 17, 19
ケトン体 17
原発性疾患 20

こ
高脂肪食 16, 49
コンバーティング・エンザイム 18

し
脂質 27, 36, 40, 47
脂肪吸収阻害薬 24
脂肪細胞 8, 11, 16
主菜 33, 39, 41, 43, 57
主食 32, 39, 41, 43, 53
食塩相当量 37
食欲抑制薬 24
腎臓機能低下 36, 47

す
水分貯留 20

せ
生活習慣 22, 24

た
体脂肪 19, 20
大豆製品 44, 58
卵類 44, 58
淡色野菜 33, 45, 71, 72
炭水化物 27, 37
たんぱく質 27, 34

ち
中性脂肪 10, 13, 72
超低熱量食 13, 18
調理用油 41, 47

て
低脂肪食 16
転換酵素 18

133

と
トランス脂肪酸 27, 49, 50, 129
トリグリセリド 8, 9, 16

に
肉類 44, 57
乳製品 45, 72

の
ノルアドレナリン 8

は
白色脂肪組織 10

ふ
ファストフード 48, 100
フォーミュラー食 13, 14
副菜 33, 40, 41, 45, 71
不飽和脂肪酸 36

ほ
飽和脂肪酸 27, 36, 44, 57, 58
ホルモン感受性リパーゼ 8

め
メタボリックシンドローム 4, 8, 11, 24, 28, 34

や
薬物治療 24
野菜 33, 45, 71

ゆ
有酸素運動 21, 22

り
緑黄色野菜 33, 45, 71, 72

れ
レプチン 20, 21

100kcal 食品・食事交換表 肥満解消編

2010年9月10日 第一版第1刷発行

監　修	都島基夫・山下光雄
編　者	齋藤 康・野本尚子
ＤＴＰ	内田幸子
発行者	宇野文博
発行所	株式会社　同文書院
	〒112-0002
	東京都文京区小石川 5-24-3
	TEL (03)3812-7777
	FAX (03)3812-7792
	振替　00100-4-1316
印刷所	モリモト印刷株式会社
製本所	モリモト印刷株式会社

Printed in Japan　ISBN978-4-8103-3160-8
●落丁・乱丁本はお取り替えいたします